慢性胃炎与健康

肖国辉　陈　辉／主编

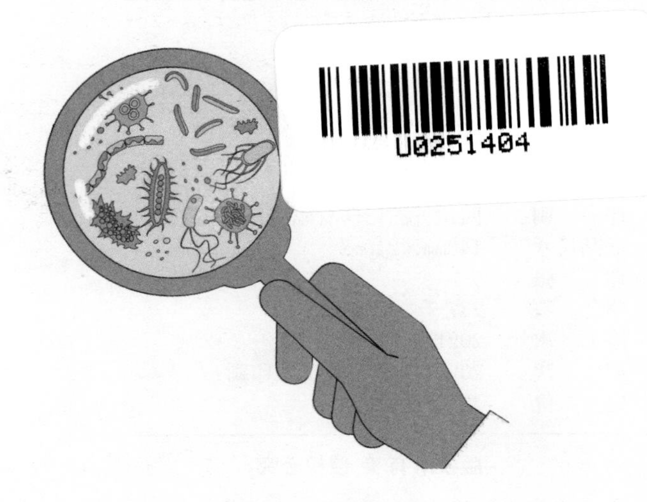

四川大学出版社
SICHUAN UNIVERSITY PRESS

项目策划：周　艳
特约编辑：谢　瑞
责任编辑：周　艳
责任校对：龚娇梅
封面设计：墨创文化
责任印制：王　炜

图书在版编目（CIP）数据

慢性胃炎与健康 / 肖国辉，陈辉主编．— 成都：四川大学出版社，2021.12
（中西医结合防治消化系统常见疾病系列丛书 / 肖国辉，陈辉主编）
ISBN 978-7-5690-3765-4

Ⅰ．①慢… Ⅱ．①肖… ②陈… Ⅲ．①慢性病—胃炎—中西医结合疗法 Ⅳ．①R573.305

中国版本图书馆 CIP 数据核字（2020）第 108768 号

书名　慢性胃炎与健康

主　　编	肖国辉　陈　辉
出　　版	四川大学出版社
地　　址	成都市一环路南一段 24 号（610065）
发　　行	四川大学出版社
书　　号	ISBN 978-7-5690-3765-4
印前制作	四川胜翔数码印务设计有限公司
印　　刷	四川五洲彩印有限责任公司
成品尺寸	148mm×210mm
印　　张	9
字　　数	237 千字
版　　次	2021 年 12 月第 1 版
印　　次	2021 年 12 月第 1 次印刷
定　　价	48.00 元

◆ 读者邮购本书，请与本社发行科联系。
电话：(028)85408408/(028)85401670/
(028)86408023　邮政编码：610065
◆ 本社图书如有印装质量问题，请寄回出版社调换。
◆ 网址：http://press.scu.edu.cn

四川大学出版社
微信公众号

《慢性胃炎与健康》编委会

主　编　肖国辉　陈　辉

副主编　李　志　杨伟兴　陈珊珊　向　未
刘　蔚　蒋亚玲

编委（以姓氏拼音为序）

陈玥熙　冯　雯　兰　勇　李　丽
廖　琴　刘晓燕　罗　英　吕　瑶
石　容　王巧俐　王天刚　王星月
喻　玉　赵　龙

前　言

慢性胃炎是常见的消化系统疾病之一，其发病率在各种胃病中居首位。随着人们生活节奏的加快和饮食结构的变化，这种疾病的发病率越来越高。慢性胃炎不但影响人们的身体健康，其中的一些病理改变还与胃癌的发生有着密切关系。因此，慢性胃炎的诊治和调养越来越受到重视。

中医诊治慢性胃炎具有明显的优势，良好的生活习惯与饮食调养对慢性胃炎的预防和治疗具有重要意义。为了使基层医院医生、社区医生及慢性胃炎患者对中西医结合诊治慢性胃炎有系统的认识，我们编写了本书。

本书共分为两部分，第一部分介绍了现代医学中慢性胃炎的相关知识，包括胃与十二指肠的结构和功能，慢性胃炎的常见症状、分型、检查方法（特别是胃镜检查）、诊断与鉴别诊断等；对慢性胃炎的西医治疗、用药误区也做了详细的介绍。第二部分介绍了中医药对慢性胃炎的防治作用，主要包括中医中慢性胃炎的病名认识，慢性胃炎的病因病机、辨证要点、辨证分型和辨证论治，还列举介绍了治疗慢性胃炎的常用中药、中成药、单方、验方及中医外治措施等供参考。在慢性胃炎的中医调养方面，介绍了四季调养、起居调养、情志调养、运动调养与饮食调养等。

本书对慢性胃炎诊治与调养做了多层次的阐述，叙述深入浅出，文字通俗易懂，不仅适应基层与社区临床医生的需要，也适合慢性胃炎患者阅读。本书所介绍的知识和方法能对大家的工作或健康有所帮助，是我们最大的追求。虽然编写过程中我们尽可能结合自己工作经验并阅读了大量文献，但由于水平有限，书中难免存在疏漏、错误之处，敬请广大读者批评指正。

目 录

第一部分　慢性胃炎的基础知识

第二部分　中医药防治慢性胃炎

第一部分
慢性胃炎的基础知识

第一节　胃和十二指肠

一、胃

（一）胃的结构

1. 胃的解剖结构

胃是消化器官中最膨大的部分，上连食管，下续十二指肠，成人胃的容量约为1500mL。胃的形态受年龄、性别、体位、体型和充盈状态等多种因素影响。胃在完全空虚时略呈管状，高度充盈时可呈球囊形。胃有上、下两口，前、后两壁，大、小两弯。上口为入口，称贲门，与食管相接。下口为出口，称幽门，与十二指肠相连。胃前壁朝向前上方，胃后壁朝向后下方。胃的右上缘为凹缘，称胃小弯，该弯的最低点弯曲呈角状，称角切迹。胃的左下缘为凸缘，称胃大弯。胃可分为4部分，靠近贲门的部分称贲门部，但界限不明确。贲门平面以上，向左上方膨出的部分称胃底，临床上常称作胃穹窿。自胃底向下至角切迹处胃的中间大部分称胃体。自角切迹至幽门之间的部分称幽门部，幽门部紧接幽门而呈管状的部分称幽门管，幽门管向左至角切迹之间膨大的部分称幽门窦。

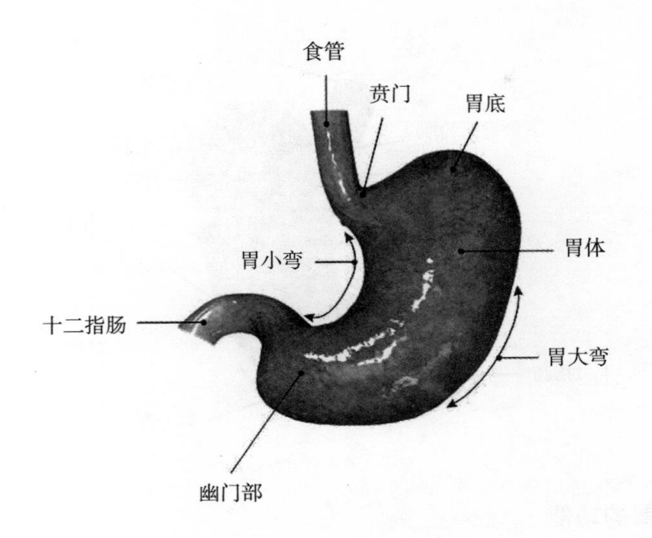

2. 胃壁的结构

胃壁具有四层结构：（1）黏膜层。黏膜层是胃壁的最内层，它由表层上皮、黏膜固有层、黏膜肌构成，厚0.5～0.7毫米。胃黏膜呈淡红色，有丰富的胃腺。胃空虚时黏膜上形成许多皱襞，充盈时则变平坦。在胃大弯处皱襞多为纵行，有4～5条。贲门和幽门附近的皱襞则呈放射状排列，在幽门括约肌内表面的黏膜向内形成环状皱襞，称幽门瓣，有阻止胃内容物进入十二指肠的功能。（2）黏膜下层，由疏松的结缔组织与弹性纤维构成，内含丰富的血管、淋巴管和神经丛。（3）肌层，比较发达，由内斜、中环、外纵三层平滑肌构成。三层平滑肌有节律地收缩，形成胃的蠕动波，将食糜推入十二指肠。在幽门处胃的环形肌特别增厚，形成幽门括约肌，有延缓胃内容物排空和防止肠内容物逆流至胃的作用。（4）浆膜层，由被覆于胃表面的脏腹膜构成。浆膜层于胃小弯侧移行为小网膜，于胃大弯侧移行为大网膜。

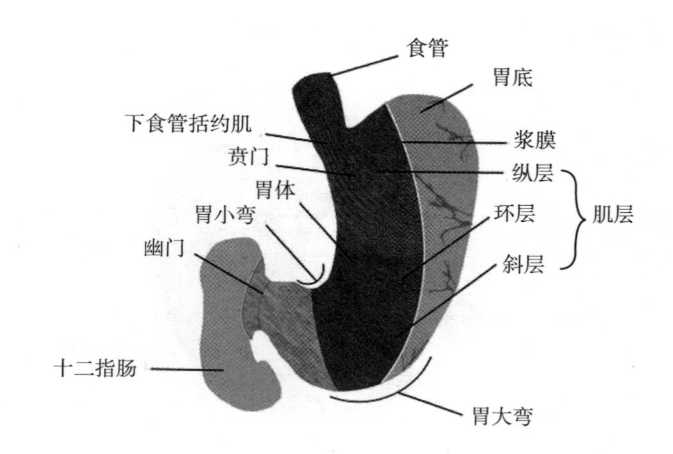

（二）胃的功能

1. 接受功能

食物经口腔、食管而进入胃内。如果胃的贲门出现功能障碍，食物可能难以顺利进入胃。

2. 储存功能

胃是一个舒缩性很强的器官。进食时，胃壁扩展，以适应容纳食物的需要。胃壁还具有良好的顺应性，可使胃内压力与腹腔内压力平衡。

3. 分泌功能

胃液包含胃黏膜内壁细胞所分泌的盐酸，主细胞分泌的胃蛋白酶原，贲门腺、幽门腺所分泌的黏液及壁细胞分泌的内因子等。

4. 消化功能

胃黏膜分泌的胃酸及胃蛋白酶原共同作用，能使食物中的蛋白质初步分解消化，而且还能杀灭食物中的部分细菌等微生物。

5. 运输及排空功能

食物一旦进入胃内可刺激胃蠕动，由胃体上部起，逐渐传向幽门。

胃蠕动使食物与胃液充分混合成半液状食糜，食糜进入胃窦时，胃窦起排空作用，将食糜送入十二指肠。

二、十二指肠

（一）十二指肠的结构

十二指肠介于胃与空肠之间，起于幽门环下，止于十二指肠悬肌（又称Treitz韧带）。成人长度为20～25cm，大约相当于十二横指宽，故而命名为十二指肠，管径为4～5cm。十二指肠紧贴腹后壁，是小肠中长度最短、管径最大、位置最深且最为固定的部分。十二指肠呈“C”形，包绕胰头，可分为球部、降部、水平部和升部四部分。

1. 十二指肠球部

十二指肠球部起自胃的幽门，走向右后方，至胆囊颈的后下方，急转成为降部，转折处为十二指肠上曲。十二指肠球部是近幽门约2.5cm的一段肠管，壁较薄，黏膜面较光滑，没有或甚少有环状襞，是十二指肠溃疡的好发部位。临床上，十二指肠溃疡几乎不会发展为癌症。

2. 十二指肠降部

十二指肠降部是十二指肠的第二部分，长7～8cm，由十二指肠上曲沿右肾内侧缘下降至第三腰椎水平，弯向左侧，转折处为十二指肠下曲。降部左侧紧贴胰头，此部的黏膜有许多环状皱襞，其后内侧壁有胆总管沿其外面下行，致使黏膜形成略凸向肠腔的纵行隆起，称十二指肠纵襞。十二指肠纵襞的下端为圆形隆起，称十二指肠大乳头（主乳头），是胆总管和胰管的共同开口。胆总管和胰管在此处，组成胆胰壶腹。十二指肠大乳头附近有一壶瓣，可以关闭胆总管或胰管，进而引起相应疾病。十二指肠大乳头稍上方，有时可见十二指肠小乳头，这是副胰管的开口之处。

3. 十二指肠水平部

十二指肠水平部又称下部，长约10cm，由十二指肠下曲开始，向左横行至第三腰椎左侧续于升部。肠系膜上动脉与肠系膜上静脉紧贴此部前面下行。肠系膜上动脉夹持部分的胰腺组织，称钩突。此处若发生病变，早中期临床症状不明显，晚期可表现为阻塞性黄疸，危及生命。肠系膜上动脉可以压迫水平部，引起肠梗阻。

4. 十二指肠升部

十二指肠升部长2～3cm，自第三腰椎左侧向上走行，到达第二腰椎左侧急转向前下方，形成十二指肠空肠曲，移行为空肠。十二指肠空肠曲由十二指肠悬肌连于膈脚。十二指肠悬肌上部连于膈脚的部分为横纹肌，下部附着于十二指肠空肠曲的部分为平滑肌，并有结缔组织介入。十二指肠悬肌是一个重要标志，手术时可用以确定空肠的起点。

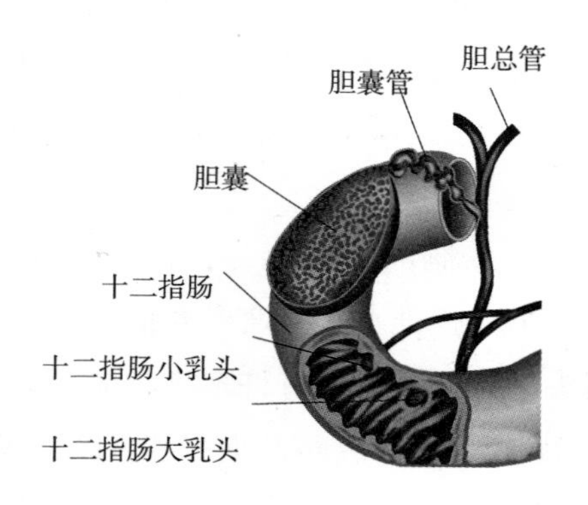

（二）十二指肠的功能

十二指肠是机体重要的分泌器官，它的分泌功能主要包括外分泌功能和内分泌功能。十二指肠的分泌与十二指肠的运动、消化和吸收及屏障功能密切相关。

1. 十二指肠的外分泌功能

十二指肠内含有大量的消化腺，特别是位于十二指肠黏膜下层内的Brunner腺。Brunner腺能分泌高稠度、富含碳酸氢盐和黏蛋白的碱性黏液，pH值为8.2～9.3。

其功能主要体现在两个方面：（1）润滑并保护十二指肠黏膜免受胃酸的侵蚀；（2）改变肠腔内的酸碱性，为小肠液内消化酶提供合适的pH环境，促进营养物质的吸收。

2. 十二指肠的内分泌功能

消化道是人体最大的内分泌器官。消化道内存在多种内分泌细胞，可合成分泌数种具有生物活性的胃肠激素。这些激素的作用非常广泛，是体内调节肽的一部分，其主要生理功能是调节消化腺的分泌、消化道的运动和吸收，调节其他激素的释放，刺激消化道组织的代谢和生长。胃肠激素可分为多个大家族，如促胃液素族、促胰液素族（包括促胰液素、血管活性肠肽、抑胃肽等）、P物质族（包括P物质、蛙皮素等）、胰多肽族（包括胰多肽及神经肽Y）等。

其功能体现在：（1）促胰液素：能促进胆汁分泌，抑制胃酸分泌和胃肠运动。（2）胆囊收缩素：能刺激胰酶的合成和分泌，增强胰腺富含碳酸盐胰液的分泌，竞争性地拮抗促胃液素引起的胃酸分泌，刺激胆囊收缩和Oddi括约肌松弛。（3）胃动素：调节胃肠道消化间期的移行性复合运动，促进胃肠平滑肌的收缩；另外，它也可以通过兴奋胆碱能神经元，引起食管下括约肌和空腹时胃的强烈收缩。（4）抑胃肽：主要作用是刺激胰岛素的释放，还能抑制胃酸和胃蛋白酶的分泌。（5）促胃液素：主要作用是刺激胃酸分泌，促进胃肠道黏膜的生长和刺激胃肠蛋白、核酸的合成。

第二节　认识慢性胃炎

一、慢性胃炎的概念与分型

（一）概念

慢性胃炎是指各种原因引起的胃黏膜的慢性炎症性病变，如黏膜色泽不均、颗粒状增生及黏膜皱襞异常等，组织学以显著炎症细胞浸润、上皮增生异常、胃腺体萎缩及瘢痕形成等为特点。

（二）分型

1. 根据胃镜下表现分型

根据胃镜下表现，慢性胃炎分为慢性非萎缩性胃炎、慢性萎缩性胃炎及特殊类型胃炎，慢性萎缩性胃炎又可分为自体免疫性胃炎、多灶性萎缩性胃炎，特殊类型胃炎又可分为化学性胃炎、放射性胃炎、淋巴细胞性胃炎、非感染性胃炎、肉芽肿性胃炎、其他感染性胃炎。其中，慢性非萎缩性胃炎是指不伴有胃黏膜萎缩性改变，胃黏膜以淋巴细胞和浆细胞浸润为主的慢性胃炎。慢性萎缩性胃炎是指胃黏膜已经发生了萎缩性改变的慢性胃炎。

2. 根据慢性炎症在胃内的分布分型

根据慢性炎症在胃内的分布，慢性胃炎可分为：（1）胃窦炎，多由幽门螺杆菌感染所致，部分患者炎症可累及胃体；（2）胃体炎，多与自身免疫有关，病变主要累及胃体和胃底；（3）全胃炎，可由幽门螺杆菌感染扩散而来。

二、慢性胃炎的常见症状

慢性胃炎缺乏特异性症状，症状的轻重与胃黏膜的病变程度并非完全一致。大多数患者常无症状或有不同程度的消化不良症状，如上腹隐痛、食欲减退、餐后饱胀、反酸等。慢性萎缩性胃炎患者可有贫血、消瘦、舌炎、腹泻等，个别患者伴黏膜糜烂时上腹疼痛较明显，并可有消化道出血的表现，如呕血、黑便。疼痛常常反复发作，表现为无规律性腹痛，疼痛经常出现于进食过程中或餐后，多数位于上腹部、脐周，部分患者疼痛部位不固定；不同患者疼痛程度也不同，轻者为间歇性隐痛或钝痛，严重者为剧烈绞痛。

三、慢性胃炎的常见病因及发病机制

慢性胃炎的病因和发病机制尚不完全清楚，可能是多种因素综合作用的结果。已知幽门螺杆菌感染与慢性胃炎关系密切，其他刺激因素包括酗酒、吸烟、长期饮浓茶和咖啡等，以及十二指肠液反流，自身免疫、药物、精神异常、环境改变、饮食习惯不良等也可引起慢性胃炎。

（一）幽门螺杆菌感染

幽门螺杆菌经口进入胃内，部分可被胃酸杀灭，部分则附着于胃窦部黏液层，其依靠鞭毛穿过黏液层，定植于胃窦黏膜上皮细胞表面，一般不侵入胃腺和固有层内，这一方面避免了胃酸的杀菌作用，另一方面逃避了机体的免疫清除。幽门螺杆菌产生的尿素酶可分解尿素，产生的氨可中和反渗入黏液内的胃酸，形成有利于幽门螺杆菌定居和繁殖的局部微环境，使感染慢性化。

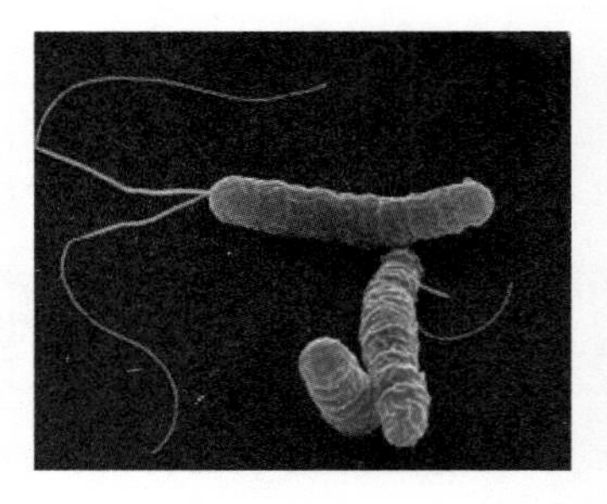

（二）十二指肠液反流

十二指肠液反流由胃肠慢性炎症、消化吸收不良及动力异常等导致，长期反流，可导致胃黏膜慢性炎症。

（三）自身免疫

胃体壁细胞除分泌盐酸外，还分泌一种黏蛋白，称内因子。它能与食物中的维生素B_{12}（外因子）结合形成复合物，使之不能被酶消化，到达回肠后，维生素B_{12}得以吸收。当体内出现针对壁细胞或内因子的抗体时，自身免疫性炎症反应导致壁细胞总数减少，泌酸腺萎缩、胃酸分泌水平降低及内因子减少，并可进一步导致维生素B_{12}吸收不良，出现巨幼红细胞性贫血。

（四）年龄因素和胃黏膜营养因子缺乏

老年人的胃黏膜常见黏膜小血管扭曲，小动脉壁玻璃样变性，管腔狭窄。这种胃局部血管因素可使黏膜营养不良、分泌功能下降和屏障功能减弱，可视为老年人胃黏膜的退行性改变。

（五）不当饮食和药物使用

长期服用对胃黏膜有强烈刺激的饮食及药物，如浓茶、烈酒、辣椒或水杨酸类药物，或进食时不充分咀嚼，粗糙食物反复损伤胃黏膜，或过度吸烟，尼古丁直接作用于胃黏膜，均可引起胃黏膜的慢性炎症。

四、慢性胃炎的胃镜检查

胃镜下慢性非萎缩性胃炎的黏膜颜色呈红黄相间，或黏膜皱襞肿胀增粗；慢性萎缩性胃炎的黏膜色泽变淡，皱襞变细而平坦，黏液减少，黏膜变薄，有时可透见黏膜血管纹理。

（一）初识胃镜检查

胃镜检查的全名为“上消化道内视镜检查”，它是利用一条直径约1厘米的黑色塑胶包裹导光纤维的细长管子，前端装有内视镜，由口腔进入受检者的食管、胃、十二指肠，借由光源所发出的强光，让医生从另一端清楚地观察上消化道内各部位的健康状况。必要时，胃镜上的小孔可伸出夹子取标本做病理切片检查。全程检查时间约10分钟，若做切片检查，则需20分钟至30分钟。

（二）胃镜检查的用途

1. 明确诊断

通过胃镜直视胃部疾患，可以确定病变的部位及性质。必要时取活体组织检查，可协助诊断胃部恶性肿瘤、慢性胃和十二指肠疾病及原因不明的上消化道出血、幽门梗阻等疾病。

2. 观察疗效

对已经确认的胃、十二指肠疾病患者进行随访或观察疗效。

3. 进行治疗

检查的同时，可进行镜下止血、钳取异物、切除息肉，以及其他内镜下治疗。

（三）怎样轻松进行胃镜检查

（1）检查前2天应适当减食和停止一切可以暂停的口服药物，检查前1天禁饮牛奶，最好食软质流食，检查当天早晨要禁食、禁水、禁一切药物（除高血压药等必须服用的药物）。

（2）检查前患者至少要空腹6小时。如当天上午检查，前1天晚餐后要禁食，检查当天免早餐；如当天下午检查，早餐可吃清淡半流质饮食，中午禁食。重症及体质虚弱、禁食后体力难以支持者，检查前应静脉注射高渗葡萄糖溶液。

（3）检查前1天禁止吸烟，以免检查时因咳嗽影响插管；禁烟还可减少胃酸分泌，便于医生观察。

（4）如近日有发热、咳嗽、鼻塞、流涕应暂缓检查，检查前患者应告知医生其既往病史及药物过敏史。

（5）为消除患者的紧张情绪，减少胃液分泌及胃蠕动，祛除胃内的泡沫，使图像更清晰，必要时医生可在检查前20～30分钟给患者使用镇静剂、解痉剂和祛泡剂。

（6）为了使胃镜能顺利地通过咽部，做胃镜检查前一般要用咽部麻醉药，用药时患者应按医生的要求进行配合。

（7）检查前患者需排空膀胱，进入检查室后，松开领口及裤带，取下义齿及眼镜，取左侧卧位，或根据需要改用其他体位。

（8）胃镜插入后，不能用牙齿咬，以防咬破镜身外的塑胶管。身体及头部不能转动，以防损坏内镜或损伤内脏。如有不适，患者可忍耐一段时间，若实在不能忍受，可用手势向医生或护士示意，以便采取必要措施。

（四）胃镜检查的适应证

（1）上腹疼痛，或轻或重，特别是病程较长者和50岁以上的患者。

（2）原因不明的食欲减退和体重减轻者。

（3）呕血或有黑便者。

（4）上腹部有包块者。

（5）吞咽不畅或进食时有梗塞感者。

（6）已诊断为慢性萎缩性胃炎者。

（7）胃溃疡患者。胃镜能清楚了解溃疡的部位、大小，有无活动性出血等，还能同时检测胃内有无幽门螺杆菌感染，为彻底治疗提供依据。治疗后复查胃镜，可以了解治疗的效果。

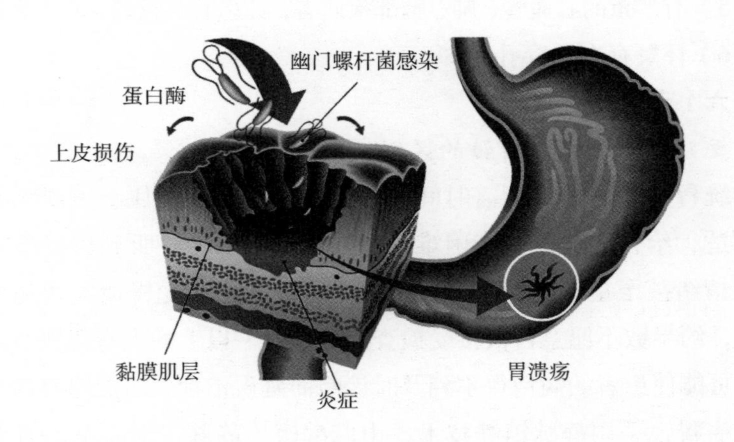

（8）胃及十二指肠息肉患者做胃镜加活检能确定息肉的良、恶性病变。通过胃镜还可进行有效治疗，免去开刀之苦。

（9）胃手术后患者行胃镜检查能及早发现可能存在的癌变。

（10）反酸、烧心的患者通过胃镜能了解有无食管炎及其范围、性质、严重程度。

（11）身体其他部位发现转移癌需寻找原发病灶者。

（12）吞下了异物（如别针、扣子、戒指、钢针、钥匙、枣核、鱼刺、项链等）者，通过胃镜及配套工具可以取出异物而不必手术。

（13）有癌症家族史者，胃癌、食管癌高发地区者应将胃镜作为常规检查项目。

（五）胃镜检查的禁忌证

（1）不愿意或不能够配合者，如存在精神障碍者及智力低下者。

（2）存在影响胃镜进入因素者，如食管狭窄或贲门梗阻者。

（3）咽部有急性炎症者，如患急性咽炎、化脓性扁桃体炎者。

（4）正处在支气管哮喘发作期者。

（5）有严重的心血管、肺、脑部疾病者，如患有心绞痛、心力衰竭者。

（6）怀疑存在胃穿孔者。

（六）无痛胃镜

1. 无痛胃镜与传统胃镜的区别

传统胃镜检查通常所需时间长、痛苦多，患者往往会出现恶心、呕吐等不适，给胃镜检查带来困难，也导致一些患者一听到胃镜检查就产生恐惧情绪甚至拒绝检查。有关资料显示，在已接受胃镜检查和治疗的患者中，约半数不愿意再次接受检查，三分之一以上的人有恐惧心理。这种情况可能使患者的病情得不到及时诊断而延误治疗，造成终身遗憾。

无痛胃镜采用静脉镇静技术，由麻醉医生静脉注射安全、有效的全身麻醉药，约30秒即可达到全身麻醉效果，在患者睡眠过程中安静地完成胃镜检查和镜下治疗。检查完成后30秒至数分钟患者即可清醒，清醒后一切如常。

2. 无痛胃镜的四大优势

（1）无痛苦：患者在检查、治疗过程中无痛苦。对于精神紧张的患者、恐惧胃镜检查的患者，无痛胃镜是理想选择。

（2）创伤小：在无痛胃镜下，还可以对消化道出血、息肉、溃疡、狭窄进行多项微创治疗，让患者免于手术开刀之苦。

（3）时间短：除去检查前的预备时间，从检查开始，几分钟内即可完成检查。

（4）更精确：无痛胃镜拥有目前其他检查手段无法代替的优势，尤其是对一些微小病变甚至黏膜层的病变，均可明确诊断，必要时可进行放大观察，进一步明确病变性质。

3. 无痛胃镜能用于检查也能用于治疗

（1）药物注射：通过内镜活检孔道，可将内镜注射针送入胃内，在直视下对病变部位进行药物注射，如硬化剂、抗癌药等。食管静脉曲张的硬化治疗已广泛应用，注射抗癌药治疗食管癌也有报道。

（2）取异物：通过胃镜，使用各种不同式样的钳子钳住异物，可将进入胃内的异物如硬币、戒指、刀片、义齿、别针等取出，避免了手术创伤。

（3）经皮内镜下胃造瘘术：借助于内镜置入胃造瘘管以进行肠内营养，可避免经腹手术。

（4）食管、幽门狭窄的扩张治疗：通过内镜活检孔道，可放入气囊或金属扩张器进行食管或幽门狭窄的扩张治疗，还可在胃镜帮助下在狭窄部位放入支架，以较长时间维持狭窄部位的通畅。

（5）电凝电切技术：高频电流（500～2500kHz）可以产生高温，使细胞中的水分汽化、蛋白质分解，起到切开、凝固的作用。可根据凝固或切开的需要选择不同的波形（如切开波、凝固波和混合波）。

（6）微波治疗：医用微波频率大多为2450MHz，其通过急速变化的电场，使组织中所含极性分子急速旋转、产热，可用于组织的凝固及止血。如早期胃癌的切除、狭窄的解除、溃疡出血的止血等。

（7）激光治疗：激光能被组织吸收并产生大量热能，使组织凝固、汽化，可用以止血、凝固病变及切除病变。

4. 无痛胃镜检查注意事项

（1）检查前1天避免吸烟，以免检查时因咳嗽影响插管。

（2）要有成年亲友陪伴，术前取下义齿。

（3）检查前1天晚饭后不应再吃东西，检查当天早晨不应喝水。

（4）详细告知医生既往病史及药物过敏史。

（5）检查后3小时内需有人陪护。

（6）检查后8小时内禁食辛辣食物，不能饮酒。

（7）检查后24小时内不得驾驶机动车辆、进行机械操作和从事高空作业，以防意外。

（8）检查后8小时内最好不要进行需要精算和逻辑分析的工作。

（七）胃镜检查可能出现的并发症

1. 局麻药物过敏

胃镜检查前，几乎所有患者均需口服局麻药物，而目前国内多为口服利多卡因胶浆。虽然其只是口服胶浆，还是有些人群会出现过敏反应。据报道，其发生率约为0.00007%。关于过敏反应，从刺激性呛咳、口腔及颜面部浮肿到喉头水肿，气道闭塞，均有报道。患者服药前医生需详细询问患者的过敏史，对于有过敏史者需禁用。而无过敏史者，用药后也需仔细观察，一旦出现过敏反应，需积极给予抗过敏处理。

2. 鼻出血和眼睑结膜充血

鼻出血和眼睑结膜充血多系患者过于紧张，未掌握胃镜检查过程中的呼吸技巧，长时间憋气引起上腔静脉系统压力过高所致，此时可让患者换气后再进一步操作。

3. 迷走神经反应

此类并发症主要是由胃镜检查时注气过多导致肠管伸张刺激迷走神经，甚至休克所致，一旦发生，需及时终止检查。

4. 低血糖

低血糖多见于有糖尿病病史且空腹时间过长者，此类患者检查前可适当补充葡萄糖。

5. 颞下颌关节脱位

胃镜检查中部分患者由于检查时间过长会出现颞下颌关节脱位。单侧脱位时，患者无法闭口，下颌中线偏向健侧，后牙早接触。双侧脱位时，患者语言不清，唾液外流，面下1/3变长。临床检查可见双侧髁突凸出于关节结节的前下方，还可见喙突凸出于颧骨之下。关节区与咀嚼肌疼痛。此时触诊可见关节窝，触诊耳屏前空虚。出现脱位时应进行复位。复位时，术者需双手拇指缠以纱布，放置在患者两侧的下颌第二磨牙殆面上，其余手指固定在下颌角切迹之前。嘱患者放松，术者将患者下颌后部下压并抬高颏部，使髁突向下达关节结节下方，然后向后推，使髁突回到关节窝内，髁突回到关节窝内时可听到弹响声。对于复位困难者可请口腔科或耳鼻喉科医生协助。

6. 食管、贲门黏膜出血

食管、贲门黏膜出血多见于Mallory-Weiss综合征与活检后出血。Mallory-Weiss综合征指由于患者剧烈恶心、呕吐导致食管下段及贲门黏膜撕裂。此时需及时抽吸出胃内气体，避免胃过度充气膨胀，一般少量出血可自行止血。若出血量大或反复出血不止，且患者可配合检查，可胃镜下喷洒去甲肾上腺素溶液，或病变处注射肾上腺素盐水，行止血夹止血等。极少数出血量大，且内镜下无法止血者，只能求助于外科手术。活检后的出血一般多见于贲门部，因为此处血管丰富，容易出血，但多数可以自行止血，对于出血量大或反复出血不止者，处理同Mallory-Weiss综合征。当然，对于有特殊病史的患者，如冠心病、脑梗死、高血压病患者，更重要的是检查前询问其是否近一周内服用过抗凝及抗血小板药物，如阿司匹林、氯吡格雷等。而对于部分胃镜下不能准确判断的病变，最好不要贸然夹取活检标本。

7. 消化道穿孔

消化道穿孔是最严重的并发症，穿孔部位多见于咽部、食管入口处，多与内镜插入时，前端进入梨状隐窝有关。有时内镜前端插入Zenker憩室（发生于咽、食管交界处）也可能引起穿孔。此外，食管的其他部位及胃、十二指肠也可能发生穿孔。近年来，由于软式内镜的使用，穿孔已经很少发生。

（八）胃镜检查后注意事项

（1）胃镜检查结束后半小时内，咽部麻醉药仍在起作用，在此期间不要喝水、进食，以免食物或水误入气管引起呛咳或发生吸入性肺炎。咽部可能会有疼痛或异物感，口含润喉片、复方草珊瑚含片等，症状可减轻或消失。

（2）做了活检的患者（特别是老年人），检查后1～2天内，应进食半流质饮食，忌食生、冷、硬和有刺激性的食物。禁止吸烟、饮酒、喝浓茶和浓咖啡，以免诱发创面出血，并注意大便颜色，如出现黑便要及时到医院就诊。

（3）检查2小时后可进食流质食物，如无呛咳可进食粥面；检查后3小时内需有人陪护；4小时后可进食普通饮食；检查后当天不得驾驶机动车辆和从事高空作业以及精算、逻辑分析等工作，且不宜进行过重的体力劳动。

（九）对胃镜检查的理解误区

1. 误区一：胃镜检查很痛苦

事实上，随着胃镜质量（更细、更软、控制性更好）和操作医生熟练度的提高，半数以上患者在接受胃镜检查时仅有轻度不适感，一般熟练的医生在3～5分钟内即可完成胃镜检查（包括拍照、取活检等操作），遇到复杂情况检查也很少超过10分钟。因此多数患者是能够承受的。胃镜检查一般不会产生疼痛，主要不适是恶心。检查时患者的不适程度也因人而异，一般高度恐惧、中青年、男性、体型较胖、吸烟、刷牙容易恶心的患者，胃镜检查时反应较大，不适感较明显。可通过麻醉镇静药使这些患者处于无意识状态，从而消除检查时的不适。

2. 误区二：胃镜检查会加重出血

上消化道出血是胃镜检查的适应证之一，但当医生建议患者做胃镜检查时，部分患者及家属会有顾虑，担心胃镜检查会加重出血。事实上这种顾虑是不必要的。胃镜检查是在直接看到食管、胃、十二指肠黏膜的情况下进行的，因此一般不会碰到病灶而加重损害，除非是食管胃底静脉曲张破裂出血，患者配合不佳，剧烈呕吐，间接造成出血。胃镜检查，特别是出血48小时内进行胃镜检查（称为“急诊胃镜检查”），在消化道出血处理中有重要作用。第一，可明确上消化道出血病因，以便针对病因进行治疗。糜烂等浅表病变在治疗48小时后可能愈合，因此强调及早进行胃镜检查。第二，可对活动性出血和可能造成活动性出血的病灶进行胃镜下止血。

3. 误区三：呼气试验能代替胃镜检查

随着对幽门螺杆菌感染在胃、十二指肠疾病发病中作用认识的加深，不少医疗单位开展了检测幽门螺杆菌感染的呼气试验。但一些不恰当的宣传，如“轻轻吹口气，就能查胃病”误导了不少患者。呼气试验的作用仅仅是检测幽门螺杆菌感染，呼气试验阴性不等于没有胃病。事实上，部分慢性浅表性胃炎、萎缩性胃炎、胃溃疡、十二指肠溃疡或胃癌可不伴有幽门螺杆菌感染。另外，服用某些药物也可影响幽门螺杆菌的检测，出现假阴性。呼气试验阳性并不能够明确是何种胃病。因此，呼气试验不能代替胃镜检查，要知道患何种胃病，还是需要进行胃镜检查。

4. 误区四：X 线钡餐检查能代替胃镜检查

一些患者因害怕做胃镜检查，要求用X线钡餐检查代替胃镜检查。其实胃镜检查与X线钡餐检查相比存在不少优点。首先，胃镜检查在直视下进行，可直接看到食管、胃、十二指肠黏膜，可观察到浅表的病变如胃黏膜浅表溃疡、萎缩、糜烂、血管病变及胆汁反流等。其次，胃镜下可以进行胃黏膜活检，这对胃黏膜萎缩、肠化生、不典型增生和胃癌的确诊是必需的。因此，多数情况下X线钡餐检查不能代替胃镜检查。

5. 误区五：彩超检查能代替胃镜检查

近年来，一种被称为"胃肠彩色超声检查"的技术开始流行，一说法称"引进的新一代多功能智能彩色胃肠超声诊断仪，能彻底免除患者进行胃镜及X线钡餐检查的痛苦和恐惧，能诊断各种胃肠疾病"。有这么神奇吗？其实所谓的彩色超声只不过是在B超基础上增加了血流信号和多普勒功能，这两个方面对胃肠道疾病的诊断并无太大帮助。B超检查主要是针对机体的实质性器官，包括肝、胆、胰、脾、肾脏等进行的检查，如用来检查含气较多的胃肠道，目前作用还不太大，因为胃肠道气体较多，容易干扰超声影像，使其结构显示不清。目前，B超检查仅仅作为胃肠镜检查的补充手段，主要用于诊断病灶是否存在转移、是否影响到周围组织等。所以，胃肠道疾病的诊断，最终还是需要借助胃镜和肠镜检查。如果患者惧怕胃镜检查的痛苦，可以选择无痛胃镜检查。

6. 误区六：年轻人不需要做胃镜检查

年轻人是否需要做胃镜检查取决于患者的症状、当地胃癌发病率和经药物治疗后的效果。当患者有报警症状，如消化道出血或贫血、吞咽困难、消瘦或反复呕吐等，不论年龄大小，都需要做胃镜检查。有其他消化不良症状者是否需要做胃镜检查，取决于当地胃癌发病率。当然，一些治疗效果不佳的年轻患者也需要做胃镜检查，以明确病情，针对疾病进行治疗。由于胃癌患者不一定有报警症状，因此，为了避免漏诊胃癌，胃镜检查的指征应放宽。

五、慢性胃炎的其他检查方法

（一）X 线钡餐检查

1. 适应证

（1）有胃镜检查禁忌证者；

（2）不愿意接受胃镜检查者和没有胃镜时。

2. 方法

为了能较好地显示慢性胃炎时胃部等的形态和功能改变，X线钡餐检查应包括双对比相、黏膜相、不同程度的加压相和充盈相观察。注射低张药物有利于显示胃部形态变化，但不利于显示功能改变，故是否注射应酌情考虑。检查前应观察空腹情况下患者胃内是否有潴留液，并估算潴留液量，量较多又无阻塞和动力异常低下时，应考虑高分泌状态的存在。此外，还应对胃张力、胃动力和是否有异常收缩、痉挛等运动功能进行观察。

（二）幽门螺杆菌检查

1. 简介

幽门螺杆菌（*Helicobacter pylori*, HP）是革兰阴性菌，是一种单极、多鞭毛、末端钝圆、螺旋形弯曲的细菌。幽门螺杆菌是微需氧菌，在大气或绝对厌氧环境下不能生长，常见于胃及十二指肠的各区域。它会引起胃黏膜轻微的慢性炎症，甚或导致胃及十二指肠溃疡与胃癌。

2. 传染源及传播途径

幽门螺杆菌可以在人群中传播，感染者和被污染的水源是主要的传染源。口-口和粪-口是其主要的传播途径。前者主要通过唾液在家庭成员之间传播，后者主要通过感染者粪便污染水源传播。

3. 感染症状

幽门螺杆菌感染的症状多种多样，主要包括：上腹部不适、隐痛、嗳气、反酸、烧心、恶心、呕吐、口臭、饱胀感等。患者出现反酸、烧心症状主要是幽门螺杆菌诱发胃泌素分泌增加导致的。而具有胃溃疡的患者，幽门螺杆菌更是引起其胃痛的原因之一。此外，与口臭直接相关的病菌之一就是幽门螺杆菌。部分患者感染幽门螺杆菌后也可以没有特别的症状，这时就需要通过检查来判断有无幽门螺杆菌感染。

4. 检测方法

自1983年从活检标本分离出幽门螺杆菌并培养成功以来，关于幽门螺杆菌感染的检测已发展出了许多方法，包括细菌学、病理学、血清学、同位素示踪、分子生物学等方法。但总的来讲，从标本采集角度看，可以分为侵袭性和非侵袭性两大类。

（1）侵袭性方法：主要包括快速尿素酶试验、胃黏膜组织切片染色镜检（如银染、甲苯胺蓝染色、免疫组织化学染色）及细菌培养等。其中胃黏膜组织切片染色镜检是幽门螺杆菌检测的“金标准”之一。细菌培养则多用于科研。

（2）非侵袭性方法：主要指不通过胃镜取活检标本检测幽门螺杆菌感染的方法。这类方法包括血清学和同位素示踪两大类。常用C-13 / C-14尿素呼气试验，该检查不依赖内镜，患者依从性好，准确性较高，为幽门螺杆菌检测的“金标准”之一，目前被广泛应用。

5. 根除幽门螺杆菌的目标人群

《第五次全国幽门螺杆菌感染处理共识报告》指出。强烈推荐具有以下任一指征的人群根除幽门螺杆菌，一是消化性溃疡（不论是否活动和有无并发症史），二是胃黏膜相关淋巴组织淋巴瘤。此外，推荐具有以下任一指征的人群根除幽门螺杆菌：慢性胃炎伴消化不良症状，慢性胃炎伴胃黏膜萎缩、糜烂，早期胃肿瘤已行内镜下切除或胃次全手术切除，长期服用质子泵抑制剂，胃癌家族史，计划长期服用非甾体抗炎药（包括低剂量阿司匹林），不明原因的缺铁性贫血，特发性血小板减少性紫癜，其他幽门螺杆菌相关性疾病（如淋巴细胞性胃炎、增生性胃息肉等），证实有幽门螺杆菌感染。

6. 治疗方法

目前推荐四联疗法（即PPI+铋剂+2种抗生素）作为主要的经验性幽门螺杆菌根除方案，疗程一般为10天或14天。

（三）胃液 24 小时 pH 值监测

胃酸是消化功能所必需，又是酸相关性疾病的致病因子，在胃肠道疾病中，酸相关性疾病的发病率较高。胃内pH值变化是反映胃酸分泌功能的精确指标，而胃内pH值测定有传统的胃液抽吸分析法和24小时pH值监测法。前者有方法繁琐、抽吸胃液可引起十二指肠液反流、时限局限，不接近生理条件等弊端；后者方法简便，对受试者的基本生活无影响，不限制受试者活动并能够精确、稳定、灵敏地反映胃内24小时pH值的变化，目前已被广泛用于酸相关性疾病的诊断及各种抑酸药物的疗效评价。

（四）血清学检测

慢性萎缩性胃炎患者血清胃泌素常中度升高，这是胃酸缺乏不能抑制G细胞分泌的缘故。若病变严重，不但胃酸和胃蛋白酶原分泌减少，内因子分泌也减少，从而导致维生素B_{12}吸收不良。此类患者血清壁细胞抗体（PCA）常呈阳性（75%以上）。慢性胃窦炎时血清胃泌素下降，下降程度与G细胞破坏程度相关，血清PCA也有一定的阳性率。

（五）胃黏膜活检

1. 需要检查人群

患食管、胃及十二指肠疾病需要进一步从病理角度明确诊断的患者。活检对慢性胃炎、肠化生、不典型增生、溃疡、胃息肉、胃癌等都有一定的诊断学意义。

2. 不适宜检查人群

（1）凝血功能异常者；

（2）胃血管瘤患者等。

3. 活检目的

（1）协助临床医生对疾病做出诊断，或为疾病诊断提供线索；

（2）了解病变性质、发展趋势，判断疾病的预后；

（3）验证及观察药物疗效，为临床用药提供参考依据；

（4）用于临床科研，发现新的疾病或新的类型，为临床科研提供病理组织学证据。

4. 检查前注意事项

（1）检查前1天避免吸烟，以免检查时因咳嗽影响插管；

（2）要有成年亲友陪伴，术前取下义齿；

（3）检查前1天晚饭后不应再吃东西，检查当天早晨不应喝水。

【参考文献】

[1]杨茂有，邵水金.正常人体解剖学[M].2版.上海：上海科学技术出版社，2012.

[2]芳野纯治，浜田勉，川口实.内镜诊断与鉴别诊断图谱：上消化道[M].2版.王轶淳,孙明军，主译.沈阳：辽宁科学技术出版社，2014.

[3]葛均波，徐永键.内科学[M].8版.北京：人民卫生出版社，2013.

[4]玄兵.人胃各区域肌层分布的研究[D].兰州：甘肃农业大学，2010.

[5]谢强，李远，徐惠萍.无痛胃镜诊治技术在消化内科疾病患者中的应用[J].医疗装备，2019，32（13）：81-83.

[6]李建宏，陈乐.不同胃肠道准备时间对胃镜检查情况的影响[J].临床医学研究与实践，2019，4（19）：99-100.

[7]王晓春，彭珊珊.无痛胃镜与常规胃镜在检查诊治中的临床价值评价[J/OL].临床医药文献电子杂志，2019，6（30）：66.

[8]张影.无痛胃镜检查的全程护理观察[J].世界最新医学信息文摘，2019，19（25）：273-274.

[9]崔璨璨，李长锋，张斌.幽门螺旋杆菌感染治疗方案的研究现状和进展[J].吉林大学学报（医学版），2017，43（6）：1287-1290.

[10]康晓芳.幽门螺旋杆菌感染与慢性胃炎的相关性分析[J].中国医药指南，2017，15（3）：39-40.

六、慢性胃炎的诊断与鉴别诊断

（一）慢性胃炎的诊断

慢性胃炎的诊断主要依赖于胃镜检查和直视下胃黏膜多部位活体组织病理学检查。内镜结合组织病理学检查可明确诊断，将慢性胃炎分为慢性非萎缩性胃炎和慢性萎缩性胃炎两大基本类型。慢性非萎缩性胃炎指在致病因素作用下胃黏膜发生的慢性非萎缩性炎症性病变，在内镜下可见黏膜红斑、出血，伴或不伴水肿及充血渗出等基本表现。慢性萎缩性胃炎指胃黏膜上皮遭受反复损害导致固有腺体减少，伴或不伴肠腺化生和（或）假幽门腺化生的一种慢性胃部疾病，内镜下可见黏膜红白相间，以白色为主，皱襞扁平甚至消失，黏膜血管显露及黏膜粗糙、颗粒样改变等，内镜下分型可参照Kimura-Takemoto分型。慢性非萎缩性胃炎及慢性萎缩性胃炎均可能同时存在糜烂、出血及胆汁反流等征象，在内镜检查时可获得可靠依据，故应同时予以诊断。

日本内镜下慢性萎缩性胃炎分型（Kimura-Takemoto分型）

C-Ⅰ型	萎缩局限于胃窦
C-Ⅱ型	萎缩延及胃体，萎缩分界线在胃体下、中部
C-Ⅲ型	萎缩延及胃体，萎缩分界线达到胃体上部
O-Ⅰ型	萎缩分界线开始与胃纵轴平行，达到贲门，位于胃体小弯侧
O-Ⅱ型	萎缩分界线位于胃体前后壁
O-Ⅲ型	萎缩分界线位于胃体大弯侧

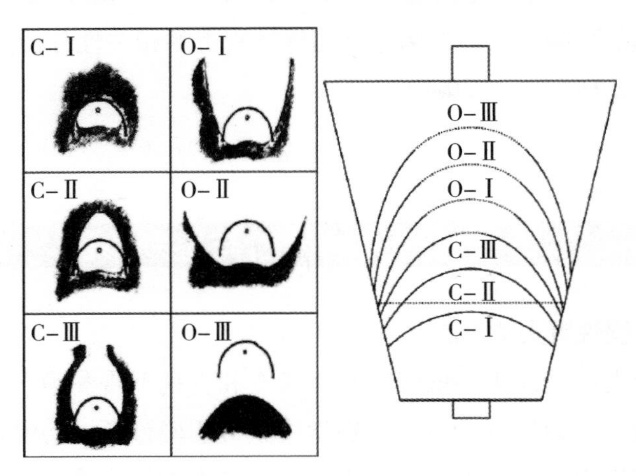

注：Kimura-Takemoto分型。

（1）活体组织病理学检查对明确慢性胃炎的诊断至关重要，应视病变具体情况进行，活检取材块数和部位由内镜医生根据需要决定，一般为2～5块。如取5块，则胃窦2块取自距幽门2～3cm处的胃大弯和胃小弯，胃体2块取自距贲门8cm处的胃大弯（约胃大弯中部）和距胃角近侧4cm处的胃小弯，胃角1块。标本应足够大，达到黏膜肌层，对可能或肯定存在病灶的部位应另取标本。不同部位的标本须分开装瓶，并向病理科提供取材部位、内镜所见和简要病史等信息。

（2）慢性胃炎可根据5种组织学变化进行分级（幽门螺杆菌感染、活动性、慢性炎性反应、萎缩和肠化生），分成正常、轻度、中度和重度4级（0、+、++、+++），分级采用下述标准，活体组织病理学检查应报告每块标本的组织学变化。

①幽门螺杆菌感染：观察胃黏膜黏液层、表面上皮、小凹上皮和腺管上皮表面的幽门螺杆菌。正常：特殊染色片上未见幽门螺杆菌；轻度：偶见或小于标本全长1/3有少数幽门螺杆菌；中度：幽门螺杆菌分布超过标本全长1/3而未达2/3，或连续性，薄而稀疏地存在于上皮表面；重度：幽门螺杆菌成堆存在，基本分布于标本全长。

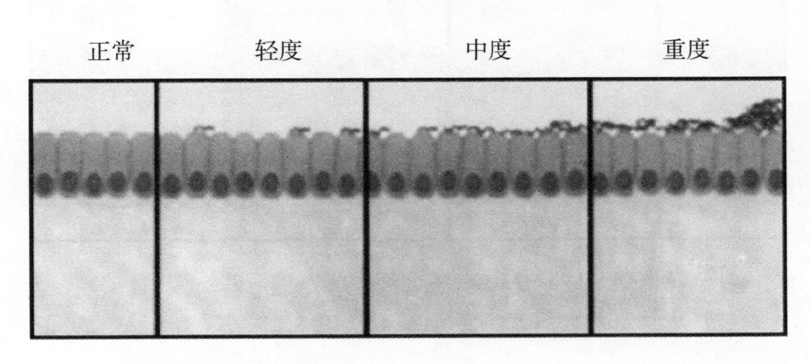

注：幽门螺杆菌感染直观模拟评级法。

肠化生黏膜表面通常无幽门螺杆菌定植，宜在非肠化生处寻找。对炎性反应明显而HE染色切片未发现幽门螺杆菌者，应行特殊染色仔细寻找，推荐采用较简便的Giemsa染色，也可按各病理室惯用的染色方法，有条件的单位可行免疫组织化学检测。

②活动性:慢性炎性反应有中性粒细胞浸润。轻度：黏膜固有层有少数中性粒细胞浸润；中度：中性粒细胞较多存在于黏膜层，可见于表面上皮细胞、小凹上皮细胞或腺管上皮内；重度：中性粒细胞较密集，或除中度所见外还可见小凹脓肿。

③慢性炎性反应:根据黏膜层慢性炎性细胞的密集程度和浸润深度分级，以前者为主。正常：每个高倍镜视野下单个核细胞不超过5个，如数量略超过正常值而内镜下无明显异常，病理诊断为基本正常；轻度：慢性炎性细胞较少并局限于黏膜浅层，不超过黏膜层的1/3；中度：慢性炎性细胞较密集，不超过黏膜层的2/3；重度：慢性炎性细胞密集，占据黏膜全层。计算密度程度时应避开淋巴滤泡及其周围的小淋巴细胞区。

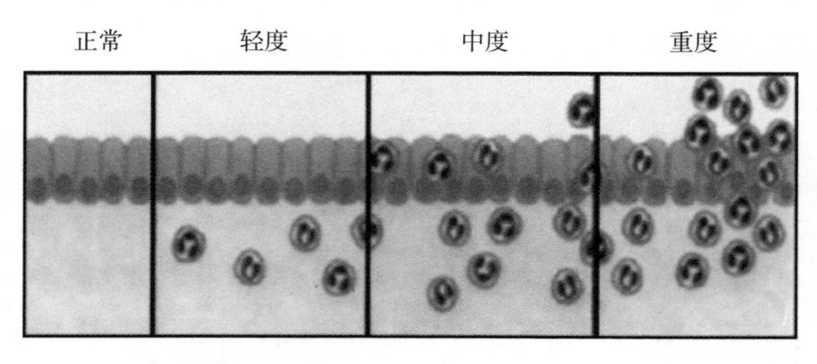

注：单个核细胞直观模拟评级法。

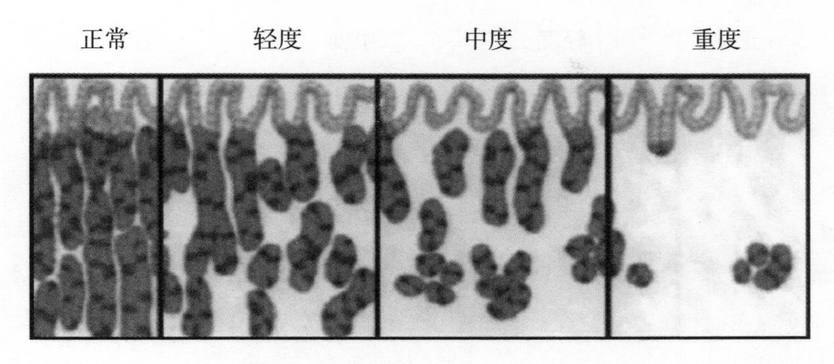

注：中性粒细胞直观模拟评级法。

④萎缩：萎缩是指胃固有腺体减少，可分为两种类型：化生性萎缩：胃固有腺体被肠化生或假幽门腺化生的腺体替代；非化生性萎缩：胃固有腺体被纤维或纤维肌性组织替代，或炎性细胞浸润引起固有腺体数量减少。萎缩程度以胃固有腺体减少程度来定。轻度：固有腺体数减少不超过原有腺体的1/3；中度：固有腺体数减少介于原有腺体的1/3～2/3；重度:固有腺体数减少超过2/3，仅残留少数腺体，甚至完全消失。

局限于胃小凹区域的肠化生不属于萎缩。黏膜层出现淋巴滤泡是否属于萎缩，应观察其周围区域的腺体情况来决定。一切原因引起的黏膜损伤的病理过程均可造成腺体数量减少，如溃疡边缘处取的活检标本，不一定就是萎缩性胃炎。标本过浅未达黏膜肌层者，可参考黏膜层腺体大小、密度以及间质反应情况推断是否萎缩，同时加上评注取材过浅的注释，提醒临床医生以供参考。

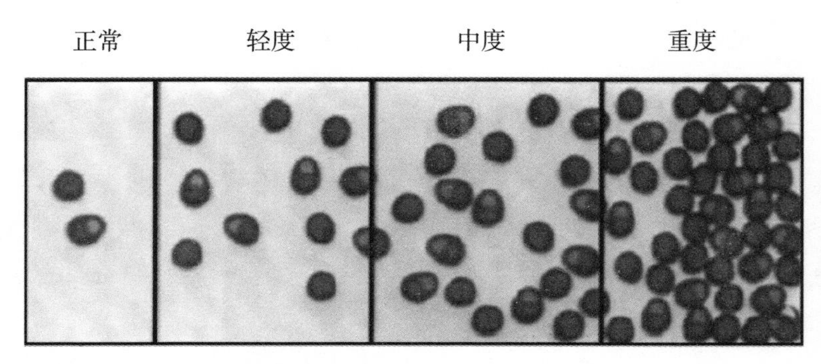

注：腺体萎缩（胃窦）直观模拟评级法。

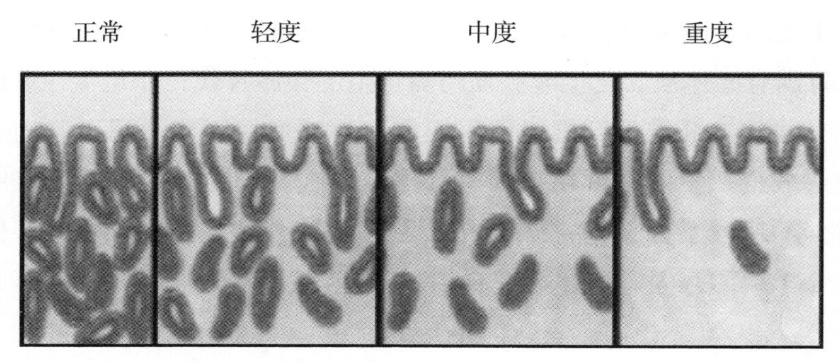

注：腺体萎缩（胃体）直观模拟评级法。

⑤肠化生:肠化生区占腺体和表面上皮总面积1/3以下为轻度；1/3～2/3为中度；2/3以上为重度。AB-PAS染色对不明显肠化生的诊断很有帮助。用AB-PAS和HID-AB黏液染色区分肠化生亚型预测胃癌发生危险性的价值仍有争议。

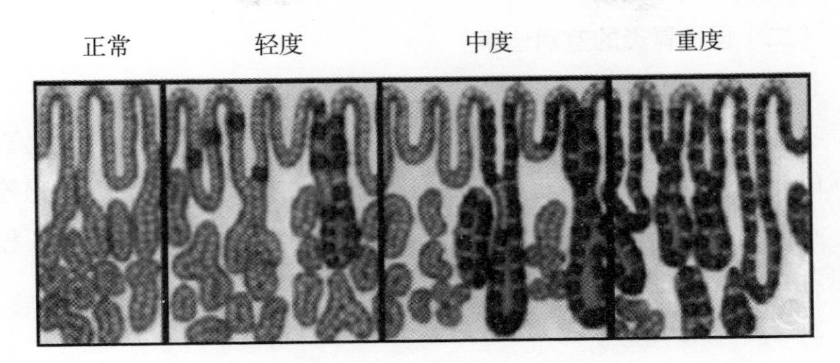

注：肠化生直观模拟评级法。

⑥其他组织学特征:出现不需要分级的组织学变化时需注明，分为非特异性和特异性两类，前者包括淋巴滤泡、小凹上皮增生、胰腺化生和假幽门腺化生等；后者包括肉芽肿、集簇性嗜酸粒细胞浸润、明显上皮内淋巴细胞浸润和特异性病原体等。假幽门腺化生是泌酸腺萎缩的标志，判断时应核实取材部位，胃角部活检见黏液分泌腺者不能诊断为假幽门腺化生，只有出现肠化生，才能诊断为萎缩。

有异型增生（上皮内瘤变）时应注明，分轻度、中度和重度异型增生（或低级别和高级别上皮内瘤变）。

（3）诊断应包括部位分布特征和组织学变化程度，有病因可循者应报告病因。胃窦和胃体炎症程度相差二级或以上时，加上“为主”等修饰词，如“慢性（活动性）胃炎，胃窦为主”。

（4）特殊类型胃炎的内镜诊断必须结合病因和病理学检查结果。特殊类型胃炎包括：化学性胃炎、淋巴细胞性胃炎、肉芽肿性胃炎、嗜酸粒细胞性胃炎、胶原性胃炎、放射性胃炎、感染性（细菌、病毒、真菌和寄生虫感染）胃炎等。

（二）慢性胃炎的鉴别诊断

1. 功能性消化不良

功能性消化不良是指无器质性、生物化学异常等一系列消化不良症状的一种胃肠道疾病，包括餐后饱胀感、早饱、上腹痛或烧灼感等症状。功能性消化不良的诊断是基于症状的，需对症状发生的频率、程度和患者心理状态进行评估。其诊断与器质性疾病的排除有关。

2. 消化性溃疡

消化性溃疡和慢性胃炎都有消化不良的症状，但前者以上腹部节律性、周期性疼痛发作为主，而后者以上腹痛无节律性，伴消化不良症状为主。在鉴别诊断中，两者很大程度上都需依靠X线钡餐检查、胃镜检查及活检等，以准确鉴别。

3. 胃癌

多数胃癌患者早期无明显症状，少数人有恶心、呕吐或类似溃疡的上消化道症状，通常不能引起患者足够的重视。随着肿瘤的生长，病情呈进行性、持续性发展，可表现为上腹部包块，体重下降，内科药物治疗效果不佳，胃镜检查及活检可明确诊断，对高度怀疑恶性病变1次活检阴性者，短期内需复查胃镜并再次活检。

4. 胃食管反流病

胃食管反流病以胸骨后和剑突下烧灼感为典型表现，多在餐后1小时出现，平卧、弯腰或腹压增高时易发生，部分患者伴有咽喉疼痛和吞咽困难，反流物刺激咽部黏膜可引起咽喉炎，导致声嘶、咽部不适或异物感，反流物进入呼吸道可引起咳嗽、哮喘，这种哮喘无季节性，常在夜间发作，导致阵发性咳嗽和气喘。仅凭临床表现有时难以将胃食管反流病与慢性胃炎区分开，内镜检查及食管24小时pH值监测可以明确诊断。

5. 慢性胆道疾病

慢性胆道疾病，如慢性胆囊炎及胆石症，其主要表现为慢性右上腹不适或疼痛、上腹饱胀、嗳气等消化不良症状，摄入油腻食物后可诱发，易误诊为慢性胃炎，但该病胃镜检查无异常发现，腹部B超检查可明确诊断。

七、慢性胃炎与胃癌的关系

慢性胃炎指不同病因引起的胃黏膜的慢性炎症或萎缩性病变，其实质是胃黏膜上皮遭受反复损害后，由于黏膜特异的再生能力，导致黏膜发生改造，且最终导致固有胃腺体的萎缩，甚至消失。本病十分常见，占接受胃镜检查患者的80%～90%，男性多于女性，且随年龄增长发病率逐渐增高。

一般情况下，单纯的胃黏膜慢性炎症不会引起人们广泛的关注，因为多数慢性非萎缩性胃炎病情较稳定，特别是不伴有幽门螺杆菌持续感染时。关键是慢性胃炎可以发展成为萎缩性胃炎，最后导致胃癌的发生，这才引起了患者和医生高度的重视。动物实验与临床观察表明，慢性胃炎演变为胃癌的过程为：浅表性胃炎→萎缩性胃炎→肠上皮化生和不典型增生→胃癌。其实萎缩性胃炎演变到胃癌有一个“漫长”的过程，其中有肠上皮化生和不典型增生作为桥梁。胃黏膜被肠型黏膜替代，这就是所谓的胃黏膜肠上皮化生。因为酶系统不健全而使吸收的致癌物质在局部累积，导致细胞的不典型增生而演变成为癌。当然不是所有的萎缩性胃炎都会发展为胃癌。根据临床报道，萎缩性胃炎的胃癌发生率约10%。萎缩性胃炎并不等于胃癌，针对肠上皮化生和不典型增生进行干预性治疗，是可以避免胃癌发生的。

慢性胃炎人群中，慢性萎缩性胃炎者所占比例在不同国家及地区存在较大差异，一般与胃癌的发病率呈正相关。胃癌高发区慢性萎缩性胃炎的患病率高于胃癌低发区。慢性胃炎特别是慢性萎缩性胃炎的进展和演变受多种因素影响，慢性萎缩性胃炎常常合并肠化生，少数出现上皮内瘤变，经历长期的演变后少数病例可发展为胃癌。低级别上皮内瘤变大部分可逆转，较少恶变为胃癌。肠化生范围和肠化生亚型对预测胃癌发生可能性均有一定的价值，有研究强调，应重视肠化生范围，肠化生范围越广，发生胃癌的可能性越高。异型增生（上皮内瘤变）是最重要的胃癌癌前病变，可分为轻度、中度和重度异型增生，或低级别和高级别上皮内瘤变。反复或持续幽门螺杆菌感染、不良饮食习惯等均为加重胃黏膜萎缩和肠化生的潜在因素。水土中含有过多硝酸盐，微量元素比例失调，吸烟，长期饮酒，饮食缺乏新鲜蔬菜、水果所含的必要营养素，经常食用霉变、腌制、熏烤和油炸食物，过多摄入食盐，有胃癌家族史等，均可增加慢性萎缩性胃炎的患病风险或加重慢性萎缩性胃炎甚至增加其癌变的可能。除遗传因素、幽门螺杆菌感染、饮食情况及生活习惯等因素外，还与年龄与组织学的萎缩甚至肠化生的出现相关，综合多种因素，可以以“胃龄”反映胃黏膜细胞的衰老状况。

临床表现上，慢性胃炎缺乏特异症状，症状的轻重与胃黏膜的病变程度并非一致。大多数慢性胃炎患者常无症状或仅有程度不同的消化不良症状，如上腹隐痛、食欲减退、餐后饱胀、腹胀、反酸等。这些症状缺乏特异性，与胃黏膜病变程度也不成比例，因此很多患者发展到萎缩性胃炎时，还是毫无觉察，一直到胃癌的症状出现才寻求医生帮助。因此有慢性胃炎的患者不管症状轻重，首先应该做胃镜检查和胃黏膜活检，并进行病理分析，这样才能进行全面、系统的评估，有利于临床的系统治疗。

慢性萎缩性胃炎，尤其是伴有中、重度肠化生或上皮内瘤变者，应定期行内镜和组织病理学检查随访。一般认为，中、重度慢性萎缩性胃炎有一定的癌变率。为了减少胃癌的发生、方便患者，且符合医药经济学要求，活检发现中、重度萎缩并伴有肠化生的慢性萎缩性胃炎者，应1年左右随访1次；不伴有肠化生或上皮内瘤变的慢性萎缩性胃炎者，可酌情进行内镜和组织病理学检查随访；伴有低级别上皮内瘤变并证实此标本并非来源于癌旁组织者，根据内镜检查结果和临床情况6个月左右随访1次；而伴高级别上皮内瘤变者，需立即再次确认，证实后行内镜下治疗或手术治疗。

八、慢性胃炎的西医治疗

（一）治疗慢性胃炎药物的分类

1. 胃酸分泌抑制剂

（1）H2受体拮抗剂。

1）机制：能竞争性地阻断内源性或外源性组胺与壁细胞表面H2受体结合，可有效抑制胃酸分泌。

2）种类：西咪替丁、雷尼替丁、法莫替丁、尼扎替丁和罗尼替丁等。其中常用的有西咪替丁、雷尼替丁、法莫替丁。

西咪替丁：西咪替丁是第一个用于临床的H2受体拮抗剂，它能明显抑制食物、组胺或五肽胃泌素等刺激引起的胃酸分泌，使胃中酸度降低，对因化学刺激引起的腐蚀性胃炎有预防和保护作用，口服后迅速由小肠吸收，半小时即达有效血药浓度，常用剂量为每次0.2～0.4g，三餐后及睡前口服，可抑制50%基础胃酸分泌达4～5h。西咪替丁不良反应较多，可致便秘、腹泻、腹胀、头痛、头晕、心动过缓、面部潮红等，长期应用可致男性阳痿、乳房发育，可能与其与雄性激素受体结合，妨碍二氢睾丸素对雄激素受体的激动作用及增加血液中雌二醇的浓度有关。西咪替丁可抑制肝药酶，通过其咪唑环与细胞色素P450结合而降低肝药酶活性，所以与西咪替丁同时使用的其他药物将会出现代谢缓慢、毒性增加的现象，本品目前已较少应用。

雷尼替丁：为一种选择性的H2受体拮抗剂，能有效地抑制组胺、五肽胃泌素及食物刺激引起的胃酸分泌，降低胃酸分泌和胃蛋白酶的活性，但对胃泌素及性激素的分泌无影响。雷尼替丁口服吸收迅速，1～2h可达血药浓度高峰，不受食物和抑酸药物的影响，常用剂量为每次0.15g，每日2次，早晚餐后口服。雷尼替丁作用比西咪替丁强5～8倍，作用可维持8～12h，具有速效和长效的特点；本品不良反应较轻，无抗雄激素作用，对内分泌的影响小，也没有西咪替丁那样的中枢不良反应。

法莫替丁：常用剂量为每次20mg，早、晚餐后或睡前口服。其作用比西咪替丁强30～100倍，比雷尼替丁强6～10倍，作用维持12h以上。口服本品对基础分泌和因各种刺激而引起的胃酸及胃蛋白酶分泌增加有抑制作用。法莫替丁不良反应较轻，不改变胃排空速率，不干扰胰腺功能，对心血管系统和泌尿系统也无不良影响，不抑制肝药酶活性。本品不同于西咪替丁，但与雷尼替丁有相似之处，即长时间大剂量治疗时不引起雄激素拮抗和男性乳房发育、阳痿、性欲缺乏及女性乳房肿痛、溢乳等副作用。

（2）质子泵抑制剂（PPI）。

1）机制：作用于胃壁细胞胃酸分泌终末步骤中的关键酶（H^+–K^+–ATP酶）使其不可逆失活，从而抑制胃酸分泌，抑酸作用强而持久，疗效优于H2受体拮抗剂。

2）种类：第一代质子泵抑制剂有奥美拉唑、兰索拉唑、泮托拉唑。第二代质子泵抑制剂有雷贝拉唑、埃索美拉唑、艾普拉唑。

奥美拉唑：常用剂量为20mg/d，餐前半小时口服，其作为高效抑酸剂，近期疗效十分显著，用药前后几乎所有的症状都可得到控制，促进溃疡愈合，然而远期疗效不佳，复发率高。临床实践证明，治疗一个疗程，1年内复发率在40%～80%。

兰索拉唑：常用剂量为30mg/d，餐前半小时口服，本品亲脂性较强，因而在酸性条件下，可迅速透过壁细胞膜转为次磺酸和次黄酰衍生物而发挥作用，可作用于质子泵的3个部位，结合位点比奥美拉唑多一个，生物利用度较奥美拉唑提高了30%，抑酸、细胞保护和促进溃疡愈合效果优于奥美拉唑，在抑酸分泌剂量时，有显著的预防黏膜损伤的作用。

泮托拉唑：常用剂量为20～40mg/d，餐前半小时口服，本品选择性高、疗效好、毒性低。其特点如下：①在中性、弱酸性和酸性环境下比奥美拉唑更稳定；②对壁细胞的选择作用比奥美拉唑、兰索拉唑更专一，与质子泵结合具有更高的选择性，在分子水平上比奥美拉唑、兰索拉唑作用更为准确，生物利用度比奥美拉唑提高7倍，达75%以上；③与细胞色素P450依赖性酶的结合力较弱。因此其与其他药物联用时安全性和有效性均高于奥美拉唑、兰索拉唑。

雷贝拉唑：常用剂量为20mg/d，餐前半小时口服，本品为部分可逆的H^+-K^+-ATP酶强抑制剂，较其他药物作用更快、更持久、抑酸强度更强，主要代谢是在肝脏通过非酶途径代谢成为雷贝拉唑硫醚和碱基，同时雷贝拉唑为杀灭幽门螺杆菌作用最强的质子泵抑制剂。

埃索美拉唑：20mg/d，餐前半小时口服，其抑酸作用大大增强，药效比奥美拉唑强而持久，作用较奥美拉唑强60%。临床试验表明，其对胃酸分泌的抑制作用明显高于奥美拉唑、兰索拉唑、泮托拉唑及雷贝拉唑。

艾普拉唑：常用剂量为5mg/d，餐前半小时口服，属不可逆型质子泵抑制剂，通过不可逆地抑制H^+-K^+-ATP酶，发挥抑制胃酸分泌的作用。

目前质子泵抑制剂临床应用广泛，第一代质子泵抑制剂都存在难以克服的共同缺点，即起效慢，药效不够强，需多次用药（即几天后）才能获得最大抑酸效果，且具有明显的夜间酸突破现象，不能24小时稳定抑酸，服药及进食时间均可能影响药效和药代动力学参数。药代动力学个体差异大，与其他药物相互作用明显。尽管质子泵抑制剂功能强大，但仍存在多个系统的不良反应，包括胃肠道刺激、肝肾功能损害、过敏反应、神经精神系统损害、视觉损害、内分泌和生殖系统不良反应、循环系统不良反应、血液系统不良反应、肌病等。

2. 黏膜保护剂

黏膜保护剂指对天然胃黏膜保护屏障有加强作用和修复作用的一组药物。常用的药物有硫糖铝、铋剂、前列腺素类似物等。

（1）硫糖铝：可附着于胃、十二指肠黏膜表面，与糜烂部位紧密结合，阻止黏膜被胃蛋白酶等侵袭，有利于黏膜上皮细胞的再生，标准剂量为每次1g，每日4次，口服。不良反应有便秘、口干、皮疹等。禁用于慢性肾功能不全的患者，以避免铝诱导的神经毒性。现常用的有铝镁加混悬液，常用剂量为每次1.0g，每日3次，口服。

（2）铋剂：临床上胶体枸橼酸铋和水杨酸铋是应用较广的药物，铋剂与糜烂面或溃疡面的黏蛋白形成复合物而覆盖其上，起到保护作用，同时其有干扰幽门螺杆菌的代谢及杀灭幽门螺杆菌的作用。枸橼酸铋钾片（0.3克/片）短期应用的不良反应包括便秘、大便发黑、舌头发黑。慢性肾功能不全者慎用，因其有致便秘、恶心、一过性转氨酶升高等作用，长期应用可引起神经毒性。

（3）前列腺素类似物：如米索前列醇，常用剂量是0.8mg/d，三餐及睡前分4次服用。此种药物吸收很快，通过增加黏膜防御和修复功能发挥其治疗作用。最常见的不良反应是腹泻（发生率10%～30%），其他还有子宫收缩和出血等。

（4）瑞巴派特：常用剂量是每次0.1g，每日3次，口服。其作用机制是清除氧自由基、增加胃黏液量、增加前列腺素合成、增加胃黏膜血流量。

（5）铝碳酸镁：常用剂量是每次1g，每日3次，口服，其通过中和胃酸、使胃蛋白酶失活，整合阴离子，吸附胆盐，从而起到保护胃黏膜的作用。

3. 促胃肠动力药

促胃肠动力药是能增强胃肠平滑肌收缩力，协调胃肠运动，并促进胃肠排空的药物，其化学结构及作用机制不尽相同。

（1）甲氧氯普胺：常用5mg片剂，每次5～10mg，每日3次。其主要作用于胃、十二指肠；主要作用是增加食管下段括约肌压力（lower esophageal sphincter pressure，LESP），促进胃排空，调节胃窦、幽门、十二指肠协调性。

（2）多巴胺受体拮抗剂：代表药物如多潘立酮，常用10mg片剂，每次1片，每日3次，饭前15～30分钟口服。其主要作用于胃、十二指肠；主要作用是增加LESP、促进胃排空、调节胃窦-十二指肠协调性。

（3）5-羟色胺受体激动剂：代表药物如莫沙必利，常用5mg片剂，每次1片，每日3次，饭前服用。其主要作用于全消化道；主要作用是增加LESP、促进食管蠕动、促进胃排空、促进小肠和大肠的运转。

（4）曲美布汀：可直接作用于胆碱能及肾上腺素能神经末梢的阿片受体，对全胃肠道具有“双向”调节作用（高动力时使其降低，低动力时促进运动）。

4. 幽门螺杆菌根治药

《幽门螺杆菌胃炎京都全球共识报告》强调了胃炎是一种感染性疾病，幽门螺杆菌相关消化不良是一种器质性疾病，根除幽门螺杆菌可作为胃癌一级预防措施。目前已公认幽门螺杆菌感染是导致慢性胃炎发生的最常见原因。

幽门螺杆菌根除指征

幽门螺杆菌阳性	强烈推荐	推荐
消化性溃疡（不论是否活动和有无并发症）	√	
胃黏膜相关淋巴组织淋巴瘤	√	
慢性胃炎伴消化不良症状		√
慢性胃炎伴胃黏膜萎缩、糜烂		√
早期胃肿瘤已行内镜下切除或胃次全切除手术		√
长期服用质子泵抑制剂		√
胃癌家族史		√
计划长期服用非甾体抗炎药（包括低剂量阿司匹林）		√
不明原因的缺铁性贫血		√
特发性血小板减少性紫癜		√
其他幽门螺杆菌相关性疾病（如淋巴细胞性胃炎、增生性胃息肉、Ménétrier病）		√
证实有幽门螺杆菌感染		√

资料来源：《第五次全国幽门螺杆菌感染处理共识报告》。

幽门螺杆菌感染的治疗：目前推荐铋剂四联（质子泵抑制剂+铋剂+2种抗生素）作为主要的经验性根除幽门螺杆菌方案（推荐7种方案）。

推荐的幽门螺杆菌根除四联方案中抗生素组合、剂量和用法

方案	抗生素1	抗生素2
1	阿莫西林1000mg，2次/天	克拉霉素500mg，2次/天
2	阿莫西林1000mg，2次/天	左氧氟沙星500mg，1次/天或200mg，2次/天
3	阿莫西林1000mg，2次/天	呋喃唑酮100mg，2次/天
4	四环素500mg，3次/天或4次/天	甲硝唑400mg，3次/天或4次/天
5	四环素500mg，3次/天或4次/天	呋喃唑酮100mg，2次/天
6	阿莫西林1000mg，2次/天	甲硝唑400mg，3次/天或4次/天
7	阿莫西林1000mg，2次/天	四环素500mg，3次/天或4次/天

资料来源：《第五次全国幽门螺杆菌感染处理共识报告》。

注：标准剂量（质子泵抑制剂+铋剂）（2次/天，餐前半小时口服）+2种抗生素（餐后口服）。标准剂量质子泵抑制剂为艾司奥美拉唑20mg、雷贝拉唑10mg（或20mg）、奥美拉唑20mg、兰索拉唑30mg、泮托拉唑40mg、艾普拉唑5mg，以上选一。标准剂量铋剂为枸橼酸铋钾220mg（果胶铋标准剂量待确定）。

以上方案对幽门螺杆菌的根除率均可达到85%～94%，绝大多数研究采用14天为一疗程，铋剂的主要作用是对幽门螺杆菌耐药菌株额外地增加30%～40%的根除率。除含左氧氟沙星的方案不作为初次治疗方案外，根除方案不分一线、二线，应尽可能将疗效好的方案用于初次治疗。

对于以上方案，需根据当地的幽门螺杆菌耐药率和个人药物使用史，权衡疗效、药物费用、不良反应和药物可获得性后进行选择。左氧氟沙星属氟喹诺酮类药物，与其他喹诺酮类药物有交叉耐药。喹诺酮类药物在临床应用甚广，不少患者在根除幽门螺杆菌前就很可能已经用过这类药物。目前我国幽门螺杆菌左氧氟沙星耐药率已达20%～50%。

随着幽门螺杆菌对抗生素耐药率的不断上升，有10%～30%患者初次根除治疗失败。应用敏感抗生素进行补救治疗是解决上述问题的关键。对于持续幽门螺杆菌感染的患者，应尽力避免使用该患者之前已用过的抗菌药物治疗。如果患者接受过一种含克拉霉素的一线方案治疗，那么优选含铋剂四联方案或含左氧氟沙星的补救方案治疗。应根据当地抗菌药物耐药数据和患者既往抗菌药物暴露史选择最佳补救方案。

以下方案可考虑作为补救治疗方案：（1）含铋剂四联方案治疗14天为一种推荐补救方案。（2）含左氧氟沙星三联方案治疗14天为一种推荐补救方案。（3）联合治疗10～14天是一种建议补救方案。应尽量避免将克拉霉素三联治疗作为补救方案。

（二）治疗慢性胃炎的目的

慢性胃炎的治疗目的是去除病因、缓解症状和改善胃黏膜炎性反应。

（三）治疗慢性胃炎的用药策略

（1）证实幽门螺杆菌阳性的慢性胃炎，无论有无症状和并发症，均应行幽门螺杆菌根除治疗，除非有抗衡因素存在。我国《第五次幽门螺杆菌感染处理共识报告》推荐的幽门螺杆菌根除方案为铋剂四联方案，即质子泵抑制剂（PPI）+铋剂+两种抗生素，疗程为10天或14天。幽门螺杆菌根除治疗后所有患者均应常规行幽门螺杆菌复查，评估根除治疗的效果，最佳的非侵入性评估方法是尿素呼气试验（C-13 / C-14）；评估应在治疗完成后不少于4周进行。

（2）伴胆汁反流的慢性胃炎，可应用促胃肠动力药和（或）有结合胆酸作用的胃黏膜保护剂。胆汁反流是慢性胃炎的病因之一。幽门括约肌功能不全导致胆汁反流入胃，胆汁可削弱或破坏胃黏膜屏障功能，使胃黏膜在消化液的作用下，产生炎性反应、糜烂、出血和上皮化生等病变。促胃肠动力药如伊托必利、莫沙必利和多潘立酮等可防止或减少胆汁反流。而有结合胆酸作用的铝碳酸镁制剂可增强胃黏膜屏障功能，并可结合胆酸，从而减轻或消除胆汁反流所致的胃黏膜损伤。

（3）服用引起胃黏膜损伤的药物后出现慢性胃炎症状者，建议加强抑酸和胃黏膜保护治疗；根据原发病进行充分评估，必要时停用损伤胃黏膜的药物。临床上常见的能引起胃黏膜损伤的药物主要有抗血小板药物、NSAIDs（包括阿司匹林）等。当出现药物相关胃黏膜损伤时，应根据患者使用药物的治疗目的评估患者是否可停用该药物；对于须长期服用上述药物者，应筛查幽门螺杆菌并进行根除，根据病情或症状严重程度选用质子泵抑制剂、H2受体拮抗剂或胃黏膜保护剂。质子泵抑制剂是预防和治疗NSAIDs相关消化道损伤的首选药物，优于H2受体拮抗剂和胃黏膜保护剂。

（4）有胃黏膜糜烂和（或）以上腹痛和上腹烧灼感等症状为主者，可根据病情或症状严重程度选用胃黏膜保护剂、抑酸剂、H2受体拮抗剂或质子泵抑制剂。以上腹饱胀、恶心或呕吐等为主要症状者可选用促胃肠动力药。具有明显进食相关的腹胀、纳差等消化不良症状者，可考虑应用消化酶制剂。

（5）有消化不良症状且伴明显精神心理异常的慢性胃炎患者可用抗抑郁药或抗焦虑药。抗抑郁药或抗焦虑药可作为伴有明显精神心理异常者及常规治疗无效和疗效差者的补救治疗，包括三环类抗抑郁药（TCA）或选择性5-羟色胺再摄取抑制剂（SSRI）等。上述治疗主要是针对消化不良症状。

（6）自身免疫性胃炎（autoimmune gastritis）是患者机体内产生了针对自身胃组织不同组分的抗体而导致的。这类患者管理好日常生活饮食显得十分必要，如忌烟酒，避免使用对胃黏膜有损害的药物，规律饮食，清淡饮食、忌辛辣、过冷、过热等食物。同时使用蒙脱石散、果胶铋、硫糖铝等药物加强对胃黏膜的营养保护。有研究发现，替普瑞酮胶囊可促进胃黏膜、胃黏液中主要的再生与防御因子高分子糖蛋白、磷脂的合成及分泌，进而改善自身免疫性胃炎的临床症状和体征。此外，还有中医药治疗等其他治疗方法，但迄今为止临床上尚无理想的治疗方法，需要综合考虑，选择科学合理的个体化诊治方案。

（四）特殊类型胃炎的治疗方法

1. 急性腐蚀性胃炎（acute corrosive gastritis）

急性腐蚀性胃炎是吞服强酸、强碱或其他腐蚀剂所引起的胃壁的腐蚀性炎症。病情的轻重取决于腐蚀剂的性质、浓度、剂量、当时胃内情况、有无呕吐，以及是否得到及时救治等。主要病理变化为黏膜充血水肿，严重者可发生糜烂、溃疡、坏死、黏膜剥脱，甚至穿孔，后期可引起消化道狭窄。一般会同时存在食管及贲门部的损害，且可能更为严重。

临床表现：吞服腐蚀剂后最早出现的症状为口腔、咽喉、胸骨后及中上腹部剧烈疼痛，常常伴有吞咽疼痛、咽下困难、恶心、呕吐。患者可发生虚脱或休克，严重患者可出现食管或胃穿孔的相应症状。唇、口腔及咽喉部黏膜与腐蚀剂接触后可产生不同颜色的灼痂，如与硫酸接触后呈黑色痂，而与醋酸或草酸接触后呈白色痂，故注意观察口腔黏膜的色泽变化，有助于各种腐蚀剂类型的鉴别。

诊断：详细询问病史，着重询问腐蚀剂的种类、吞服剂量及吞服时间，是否有呕吐，呕吐物的颜色，检查口唇与口腔黏膜灼痂的色泽，若发现有残余的腐蚀剂，应收集并做化学分析。急性期禁忌行X线钡餐检查及胃镜检查，以免食管胃穿孔。

急性腐蚀性胃炎是一种严重的急性中毒，必须积极抢救，吞服强酸及强碱者严禁洗胃，可服用牛奶、鸡蛋清或植物油，或用液态黏膜保护剂，但不宜用碳酸氢钠中和强酸，以免产生二氧化碳导致腹胀，甚至穿孔。剧烈疼痛时可用吗啡及哌替啶镇痛。若继发感染应选用抗菌药物。

抑酸药物应静脉给予或舌下含服，剂量应足够且需维持治疗，以减少胃酸对已破坏胃黏膜的进一步损伤。在病情好转后一个月或更长时间，可考虑行X线碘水造影及内镜检查以了解上消化道损伤情况。对造成的食管及幽门等局限性狭窄可予以内镜下相应治疗，如球囊扩张术，反复狭窄可考虑采用覆膜支架及手术治疗等。

2. 急性化脓性胃炎（acute suppurative gastritis）

急性化脓性胃炎又称急性蜂窝织炎性胃炎，是胃壁细菌感染引起的急性化脓性炎症，以黏膜下层最为明显，多由化脓菌通过血液循环或淋巴播散至胃壁所致，可继发于肿瘤化疗、应用免疫抑制剂等，也可继发于胃部疾病，如胃溃疡穿孔、胃壁异物嵌顿或胃内镜下治疗及外科手术后等，由致病菌直接从溃疡等黏膜破损处进入胃壁引起。

本病常起病突然且凶险，以全身性败血症及急性腹膜炎为主要临床表现，常有上腹剧烈疼痛、寒战、高热、上腹部肌紧张和明显压痛。可并发胃穿孔、腹膜炎、血栓性门静脉炎及肝脓肿。周围血白细胞增多，以中性粒细胞为主。早期行胃镜检查可判断病变范围和程度，但存在穿孔风险，需谨慎操作。

本病应及时进行积极治疗，以大剂量敏感抗生素控制感染，纠正休克及水电解质紊乱等。在感染控制后需要持续应用抗生素维持至少1个月或病变消失后1周以上，若病变局限形成脓肿者，可考虑行内镜下穿刺引流或行胃部分切除术（全身情况允许时）。

3. 巨大胃黏膜肥厚症（giant hypertrophic gastropathy）

巨大胃黏膜肥厚症又称Ménétrier病，目前病因尚不清楚，据报道可能与幽门螺杆菌感染有关。多见于50岁以上男性，临床表现有上腹痛、体重减轻、水肿、腹泻等。无特异性体征，可有上腹部压痛、水肿、贫血及低蛋白血症。粪便隐血常阳性。内镜检查可见胃底、胃体部黏膜皱襞粗大，呈脑回状，有的呈结节状或融合为息肉样隆起，胃大弯侧较明显，皱襞上可有多发性糜烂及溃疡，可呈局灶性或弥漫性。组织学显示胃小凹增生、延长，伴明显囊状扩张，炎性细胞浸润不明显。胃底腺主细胞和壁细胞相对减少，代之以黏液细胞，造成低胃酸分泌。由于血浆蛋白经增生的胃黏膜漏入胃腔，患者可有低蛋白血症。超声内镜能清晰显示黏膜第二层明显增厚的改变，超声图像为低回声间以无回声改变，可协助诊断。本病尚需与淋巴瘤、皮革胃、胃Crohn病等相鉴别。本病8%～10%可发生癌变，故应密切随访观察。

4. 放射性胃炎

放射性胃炎多继发于放疗，呈进行性发展，可出现糜烂、溃疡甚至出血。小剂量激素（泼尼松10mg，每日3次）治疗有效，疗程1～2个月，治疗后应复查胃镜评估治疗效果。

5. 感染性胃炎

细菌、真菌、病毒及寄生虫等均可引起感染性胃炎，治疗上主要以针对不同病因治疗原发病为主。

6. 肉芽肿性胃炎

肉芽肿性胃炎是胃黏膜层或深层的慢性肉芽肿性病变，可见于Crohn病、结节病、Wegener肉芽肿等，深部胃黏膜活检有助于诊断，病理表现为局灶性胃炎、肉芽肿性胃炎，治疗主要是针对基础疾病及原发疾病。

7. 嗜酸粒细胞性胃炎

嗜酸粒细胞性胃炎与过敏反应或免疫机制有关，胃黏膜活检可见嗜酸粒细胞浸润，外周血嗜酸粒细胞增多，本病常有局限性，肾上腺皮质激素治疗（泼尼松10mg，每日3次，疗程2～4周，可依据临床情况延长疗程）有效。

8. 淋巴细胞性胃炎

淋巴细胞性胃炎，内镜下表现为绒毛状、疣状胃炎伴糜烂，诊断依赖于病理组织学检查，其特征为胃黏膜上皮内淋巴细胞增多（>25个上皮内淋巴细胞/100上皮细胞）。临床表现多样，部分患者表现为食欲下降、腹胀、恶心、呕吐，少数患者合并低蛋白血症和乳糜泻。

九、慢性胃炎的用药误区

（一）随意使用抗生素

随意选用抗生素来治疗幽门螺杆菌感染，反而会产生耐药性，给以后正规根治幽门螺杆菌带来困难，这样做有害无益。

（二）随意使用止痛药物

有些患者由于工作较忙，胃痛发作时随意使用止痛药物。比如非甾体抗炎药，其实这类药物对于慢性胃炎不但没有止痛作用，还对胃黏膜有一定的损害。常用的非甾体抗炎药有阿司匹林、对乙酰氨基酚、安乃近、布洛芬、吲哚美辛、双氯酚酸、吡罗昔康等，慢性胃炎引起的疼痛应通过正规治疗来缓解。

（三）服药多而杂

有些患者同时服用4～5种或更多种药物，殊不知同时使用的药物越多，不良反应越大，对于已有黏膜损害的胃来说负担难免过重。而当药物起效较慢或病情反复时，不断更换、增加药物，也是不正确的，这只会加重病情。

（四）忌用抗生素

有些患者没听说过胃内有幽门螺杆菌，怕使用抗生素，这是不对的，特别是慢性萎缩性胃炎伴幽门螺杆菌感染、幽门螺杆菌相关性胃炎患者，联合使用抗生素进行抗幽门螺杆菌治疗非常重要。

（五）刻意追求病理组织学检查结果

部分患者刻意追求病理切片上的炎症表现恢复正常，特别是追求肠上皮化生和不典型增生完全恢复正常。患者应知道，这些变化是机体对炎症与萎缩的一种补偿和修复反应，除非重度改变，否则并非全是癌前病变，想要完全恢复正常是不切合实际的，最可靠的办法还是定期做胃镜检查。

十、慢性胃炎的胃镜治疗

（一）绝对适应证

慢性胃炎的胃镜治疗绝对适应证为胃黏膜高级别上皮内瘤变（high-grade icintraepithelial neoplasia，HGIN）。伴有高危因素的低级别上皮内瘤变（low-grade intraepithelial neoplasia，LGIN）患者可尝试内镜下诊断性切除。胃低级别上皮内瘤变的发病率为0.45%～1.1%，癌变率为0.45%～14.3%，每年约0.6%的患者进展为胃癌。基于内镜活检下的病理组织学诊断与病变的真实性质并不完全一致。一项纳入3303例经术前活检为LGIN的患者的Meta分析显示内镜下黏膜切除术后，16.7%的患者病理组织学检查提示HGIN，6.9%的患者病理组织学检查提示早期胃癌。活检提示LGIN的患者伴有以下高危因素时多出现病理升级，病变实际性质多为HGIN或早期胃癌：（1）病变>2cm；（2）表面发红的凹陷型病变；（3）伴有结节样改变的病变。因此，对于活检提示LGIN且合并高危因素的患者，在获得患者知情同意后可尝试进行内镜下诊断性切除。

（二）器械准备

建议采用大孔道且附带送水功能的治疗内镜，透明帽，CO_2送气装置等。术中所需的附件包括：高频电刀、电凝钳、圈套器、金属夹及尼龙绳等。内镜下操作可供选择的电刀很多，各有特点，具体选择可根据术者的手术经验和习惯。金属夹主要用于内镜切除术后创面的闭合以及对出血或固有肌层损伤等并发症的处理。良好的抬举效果是内镜切除安全和高效的前提条件。同时，黏膜下注射后的抬举征也有助于判断病变黏膜下浸润深度。理想的黏膜下注射材料应具有“安全、方便、稳定和能长时间维持”等特点，现临床上常用的有生理盐水、甘油果糖溶液、透明质酸溶液等。此外，在黏膜下注射液中常加入少量肾上腺素及美兰或靛胭脂等染色剂，有助于辨别剥离范围和深度，减少术中出血。

1. 内镜黏膜切除术（endoscopic mucosal resection，EMR）

EMR是最早应用于早期胃癌的内镜下治疗方法。EMR主要适用于无溃疡性改变且拟切除黏膜直径≤2cm的病变。EMR治疗早期胃癌的整块切除率为42.1%～77.7%，完全切除率为41.0%～75.7%。EMR操作方法可归为两大类：（1）非吸引法：黏膜下注射圈套切除法、黏膜下注射-预切-切除法等；（2）吸引法：透明帽法和套扎器法。各种EMR方法的操作步骤基本相同，简要介绍如下：①明确病变边界，必要时标记。②黏膜下注射：病变周围分多点行黏膜下注射使病变充分抬举，一般按照先远侧后近侧的顺序，对于较小病变可在病变中央直接进针注射。③病变切除：可采用圈套器、套扎器或透明帽等完全切除病变黏膜。④创面处理：根据切除后创面情况，必要时使用电凝钳、氩气刀或金属夹等处理创面。临床上，可根据病变特点、设备或附件易获得性、操作者经验以及卫生经济学等选择不同EMR操作方法。

2. 内镜黏膜下剥离术（endoscopic submucosal dissection，ESD）

ESD是在EMR基础上发展起来的技术，已成为早期胃癌的主要治疗方式之一。

其具体操作步骤为：（1）环周标记：通过染色或放大内镜等明确病变边界，距离病变边界3～5mm处使用电刀或氩等离子体凝固（APC）等进行电凝标记，两个标记点间隔约2mm。（2）黏膜下注射：按先远侧后近侧的顺序于病变周围分多点行黏膜下注射，使黏膜层与固有肌层分离，病变充分抬举。（3）环形切开：病变充分抬举后使用电刀沿标记点外约3mm处环周切开病变黏膜。一般由远端开始，切开过程中一旦出现出血应立即冲洗，明确出血点后使用电刀或电凝钳止血。（4）黏膜下剥离：使用电刀于病变下方行黏膜下剥离直至完全剥离病变。过程中及时进行黏膜下注射以保证黏膜下抬举充分，同时用电刀或电凝钳及时处理暴露的血管。此外，在剥离过程中采用钛夹联合丝线等牵引技巧，有助于改善黏膜下剥离视野，降低ESD操作难度，提高手术效率。（5）创面处理：使用电凝钳或APC等对创面，尤其是切缘周围暴露血管进行充分电凝处理，必要时可喷洒生物蛋白胶、黏膜保护剂等保护创面。同EMR相比，ESD不受病变大小和溃疡的限制，实现了病变的整块切除，提供了准确的病理评估证据，有利于肿瘤的治愈性切除。一项纳入了4328例行内镜下切除早期胃癌者的Meta分析显示，ESD的整块切除率和完全切除率明显高于EMR，局部复发率也明显降低，在治愈性切除率方面ESD具有明显优势。ESD在患者术后生存率等远期疗效方面同外科手术治疗相当，并且在术后住院时间、花费、远期并发症及生活质量方面明显优于外科手术治疗。

3. 内镜黏膜下隧道剥离术（endoscopic submucosal tunnel dissection，ESTD）

ESTD是消化内镜隧道技术的分支之一，是通过建立黏膜下隧道从而完整切除消化道早期恶性肿瘤的新方法，主要适用于切除病变横径≥3cm的大面积早期胃癌，贲门部、胃小弯侧和胃窦大弯侧是比较合适的操作部位。

ESTD的标准操作步骤：（1）环周标记。（2）黏膜下注射。（3）黏膜切开：按照先肛侧后口侧的顺序使用电刀沿着标记切开肛侧及口侧黏膜1.5～2.0cm。（4）隧道建立：从口侧开口处行黏膜下剥离，边注射、边剥离，建立一条由口侧开口至肛侧的黏膜下隧道。建立隧道过程中注意观察两侧标记点并保证隧道建立方向同病变形态及走形一致，避免黏膜的过多剥离。（5）病变切除：电刀沿边界同步切开两侧黏膜，直至病变完整切除。（6）创面处理：与标准ESD相比，ESTD在隧道内剥离可减少黏膜下注射次数、两边组织互相牵拉，利于操作视野暴露，而且内镜前端透明帽具有一定的钝性分离作用，从而提高了剥离效率、降低了并发症的发生率。研究证实，ESTD对于大面积早期胃癌以及伴有溃疡、严重纤维化的病变也是安全、有效的。

（三）并发症及处理

1. 出血

早期胃癌内镜下切除并发术中急性出血或迟发性出血者，建议首选内镜下止血治疗。

出血是早期胃癌内镜下切除的主要并发症之一，可分为术中急性出血和迟发性出血，其整体发生率为0.5%～13.8%。绝大多数出血可在内镜下成功止血，极少数患者需要行急诊外科手术。病变>40mm及术后3天内使用抗凝药被认为是迟发性出血的危险因素。术中充分处理创面可有效降低迟发性出血风险。内镜下止血的方法包括电凝、钳夹（止血钳或金属夹）封闭、黏膜下注射等。术后二次内镜检查对防治术后迟发性出血无明显临床意义，暂不建议常规进行。一旦出现迟发性出血，应尽快行急诊内镜止血处理，如内镜下止血困难或失败，需及时转向外科行手术或介入栓塞治疗。

2. 穿孔

早期胃癌内镜下切除并发穿孔者，内镜下多可成功治疗，如内镜下治疗困难或失败应及时进行外科干预。穿孔发生率为0.5%～4.1%。病变超过20mm、病变位于胃腔上1/3和术中过度电凝止血是发生穿孔的危险因素。术中穿孔首先推荐内镜下处置，多可成功封闭。常用方法有：金属夹夹闭、猪源纤维蛋白胶封堵、荷包缝合“网膜补丁”封闭及使用特殊的新型吻合夹系统等。术后迟发性穿孔可能是由大范围肌层剥脱引起的。若内镜下封闭失败或合并严重腹膜炎，应及时进行外科干预。

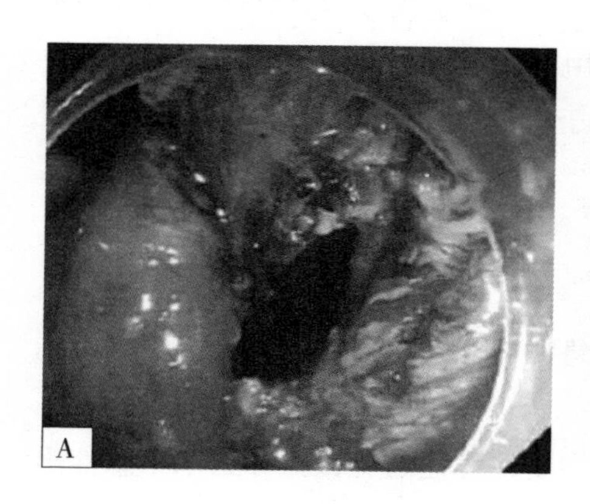

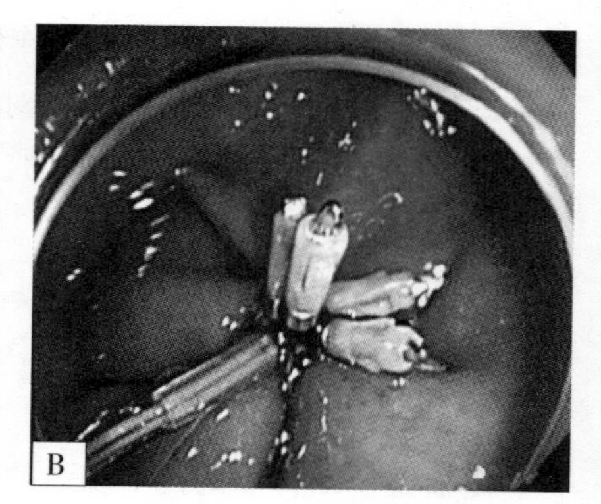

注：并发穿孔处理示意图。A. 胃壁切除术穿孔后创面缺损；B. 利用金属钛夹和尼龙绳进行内镜下荷包缝合闭合创面。

3.狭窄

术后并发狭窄相对少见，主要发生于贲门与幽门区，常见于术后黏膜缺损≥3/4周的患者。针对胃ESD术后狭窄的治疗方法主要有内镜下球囊扩张和激素治疗（口服、内镜下局部注射）等。

4. 其他并发症

除了出血、穿孔等常见并发症，仍有一些少见并发症，如肺部感染、气体栓塞、胃旁脓肿、胃腔血肿等也值得警惕。

（四）术后处理

1. 一般治疗

术后应根据术中情况从禁食禁饮逐渐过渡饮食直至恢复正常饮食，其间应密切观察患者生命体征及腹部体征，监测血、便常规等，必要时行腹部影像学检查。

2. 质子泵抑制剂的应用

术后预防出血和促进人工溃疡愈合首选质子泵抑制剂。因行内镜下切除后的人工溃疡具有一定的迟发性出血风险，术后应当常规预防性应用抑酸药物。质子泵抑制剂在抑制胃酸分泌的有效性方面优于H2受体拮抗剂，故目前临床上质子泵抑制剂常作为预防出血和促进溃疡愈合的首选用药。目前国内大多推荐持续应用标准剂量质子泵抑制剂4～8周。胃ESD术后人工溃疡延迟愈合的危险因素有：糖尿病、凝血功能异常、切除组织过大、术中过度电凝止血等。对于伴有上述高危因素的患者可酌情增加质子泵抑制剂用量、延长疗程或加用胃黏膜保护剂。

3. 围术期抗生素的应用

围术期不推荐常规预防性使用抗生素。胃ESD围术期菌血症的发生率较低，且极少引起败血症、脓毒血症等严重感染情况。因此，常规预防性使用抗生素可能是不必要的。但是当患者存在下列情况时，可考虑酌情使用抗生素：切除范围大、操作时间长、合并消化道穿孔或大量出血及伴有糖尿病、免疫功能低下（尤其是接受器官移植者）、营养不良等。具体用药参照《抗菌药物临床应用指导原则》。

4. 幽门螺杆菌的根除

合并幽门螺杆菌感染者术后应及时行幽门螺杆菌根除治疗，目前推荐铋剂四联（质子泵抑制剂+铋剂+2种抗生素）作为主要的经验性根除幽门螺杆菌治疗方案，具体用药参考《第五次全国幽门螺杆菌感染处理共识报告》。

【参考文献】

[1]中华医学会消化病学分会幽门螺杆菌学组，全国幽门螺杆菌研究协作组.第四次全国幽门螺杆菌感染处理共识报告[J].中华内科杂志，2012，51（10）：832–837.

[2]中华医学会消化病学分会幽门螺杆菌和消化性溃疡学组，全国幽门螺杆菌研究协作组.第五次全国幽门螺杆菌感染处理共识报告[J].中华消化杂志，2017，37（6）：364–378.

[3]中华医学会消化病学分会.中国慢性胃炎共识意见（2012年，上海）[J].中华消化内镜杂志，2013，30（1）：1–6.

[4]中国中西医结合学会消化系统疾病专业委员会.慢性萎缩性胃炎中西医结合诊疗共识意见（2017年）[J].中国中西医结合消化杂志，2018，26（2）：121–131.

[5]中华医学会消化病学分会.中国慢性胃炎共识意见（上）（2006，上海）[J].中华消化杂志，2007，27（1）：45–50.

[6]中华医学会消化病学分会.中国慢性胃炎共识意见（2017年，上海）[J].中华消化杂志， 2017，37（11）：721–738.

[7]黄晓明.哈里森内科学[J].19版.协和医学杂志，2016，7（5）：378.

[8]北京市科委重大项目《早期胃癌治疗规范研究》专家组.早期胃癌内镜下规范化切除的专家共识意见（2018，北京）[J/OL].中华胃肠内镜电

子杂志，2018，5（2）：49-60.

[9]林果为，王吉耀，葛均波.实用内科学[M].15版.北京：人民卫生出版社，2017.

第二部分
中医药防治慢性胃炎

第一节　慢性胃炎的中医认识

一、慢性胃炎的中医病名

古代中医文献中并无“慢性胃炎”这一病名。现代人根据其主要症状（简称主症）将其归属于中医学中“胃脘痛”“痞满”“呃逆”“嘈杂”等范畴。以上腹胃脘部近心窝处疼痛（俗称心口痛）为主症者，诊为“胃痛”，但应排除“胸痹心痛”等心脏疾病，不能盲目认为是“胃痛”。以自觉胃脘部满闷不适，触之无形，按之柔软，压之不痛为主症者，诊为“痞满”，即我们通常所说的“饱胀”。以喉间呃呃连声，声短而频，不能自制为主症者，诊为“呃逆”，俗称“打嗝”“打咯忒”。以胃中酸水上泛为主症者，诊为“吐酸”。以胃中空空，似饥非饥，似辣非辣，似痛非痛，莫可名状，时作时止为主症者，诊为“嘈杂”。以恶心、呕吐为主症者，诊为“呕吐”。其中临床以“胃痛”最为常见。

二、慢性胃炎的病因、病机、病位

（一）脾胃的生理特性

脾主运化，升清，主统血，主肌肉、四肢。胃与脾同属中焦，主受纳、腐熟水谷，以通为用，以降为顺，与脾相表里，共为“后天之本”。脾升胃降，是人体气机升降的枢纽。五脏六腑、四肢百骸皆赖脾胃运化水谷以所养。脾胃的生理功能就相当于胃肠的“消化功能”。

（二）病因

1. 外邪犯胃

寒、湿、暑、热诸邪，内客于胃，致胃脘气机郁滞，不通则痛，发为“胃痛”。外感六淫，表邪入里，或误下伤中，邪气乘虚内陷，结于胃脘，阻塞中焦气机，升降失司，遂成“痞满”。风寒之邪侵袭，或寒邪直中肠胃，阻遏胃阳，壅滞气机，胃失和降，则为“呕吐”。膈气不利，寒气上冲，逆气动膈冲喉而成“呃逆”。

2. 饮食伤胃

饮食不节，饥饱失常，则脾胃受损，胃失和降，胃气壅滞；或五味过极，嗜食辛辣及肥甘厚味，过量饮酒，则蕴湿生热，伤脾碍胃，气机壅滞，均致不通则痛，发为“胃痛”。而进食不洁之物或有毒之品，损伤胃腑，胃气失和，胃络受损，亦致“胃痛”。暴饮暴食，或过食生冷、肥甘厚味，或嗜酒无度，损伤脾胃，纳运无力，食滞内停，痰湿阻中，气机不利，而生“痞满”。进食太快，过食生冷，或滥用寒凉药物，寒气蓄于胃中，循经上动于膈，或过用温补之剂，燥热内生，腑气不行，气逆动膈，均可引发“呃逆”。

3. 情志不畅

抑郁恼怒，或思虑忧愁，气失条达，则肝气郁滞，横逆犯脾，胃气郁滞，失于和降，而发“胃痛”。气滞日久或久痛入络，可致胃络血瘀，不通则痛，加重“胃痛”。情志不遂，肝失疏泄，横逆乘脾犯胃，脾胃升降失常，气机运化不利，胃腑失和，气机不畅，发为“痞满”。情志抑郁，木不疏土，或忧思气结，脾运失职，内生痰湿；或素有痰饮，复加恼怒气逆，逆气夹痰浊上逆动膈，发生“呃逆”。

4. 脾胃素虚

脾胃为仓廪之官，主受纳和运化水谷，若素体脾胃虚弱，运化失职，气机不畅，或中阳不足，中焦虚寒，失于温养，则发生疼痛，亦可因他脏久病，药石不当，胃气受损，胃失濡养，不荣则痛，发为“胃痛”。素体不足，年高体弱，或大病久病，正气未复，或吐下太过，虚损误攻均可损伤中气，损伤胃阴，使胃失和降，气逆动膈，发生“呃逆”。甚者，肾病日久，气失摄纳，浊气上乘，上逆动膈，可发生“呃逆”。

综上，慢性胃炎在中医病因上主要与脾胃虚弱、情志不畅、饮食不节、药物运用不当、外邪等多种因素有关。上述因素损伤脾胃，致运化失司，升降失常，而发生气滞、湿阻、寒凝、火郁、血瘀等，表现为“胃痛”“痞满”“呃逆”等症状。

（三）病机

慢性胃炎的病机可分为本虚和标实两个方面。本虚主要表现为脾气（阳）虚和胃阴虚，标实主要表现为气滞、湿阻、痰凝、寒凝和血瘀。气滞是疾病的基本病机，血瘀是久病的重要病机，在胃黏膜萎缩发生、发展乃至恶变的过程中起着重要作用。慢性胃炎的辨证应当审证求因，其病机与具体的临床类型有关。总体而言，在临床上常表现为本虚标实、虚实夹杂之证。早期以实证为主，病久则变为虚证或虚实夹杂；早期多在气分，病久则兼涉血分。慢性非萎缩性胃炎以脾胃虚弱，肝胃不和证多见；慢性萎缩性胃炎以脾胃虚弱，气滞血瘀证多见；慢性胃炎伴胆汁反流以肝胃不和证多见；伴幽门螺杆菌感染以脾胃湿热证多见；伴癌前病变者以气阴两虚、气滞血瘀、湿热内阻证多见。

（四）病位

慢性胃炎病位在胃，与肝、脾两脏密切相关。

三、慢性胃炎的辨证论治

根据慢性胃炎的诊疗指南，结合现有共识和标准，确定慢性胃炎的常见证型为肝胃不和证（包括肝胃气滞证和肝胃郁热证）、脾胃湿热证、脾胃虚弱证（包括脾胃气虚证和脾胃虚寒证）、胃阴不足证及胃络瘀阻证。

上述证型可单独出现，也可相兼出现，临床应在辨别单一证型的基础上辨别复合证候。常见的复合证型有肝郁脾虚证、脾虚气滞证、寒热错杂证、气阴两虚证、气滞血瘀证、虚寒夹瘀证、湿热夹瘀证等。同时，随着病情的发展变化，证候也呈现动态变化，临床需认真鉴别。

（一）辨证要点

1. 辨急缓

一般而言，胃病突然急性发作者，多是因为感受风寒，或过多食用生冷、冰冻的食物、饮料，或暴饮暴食，导致脾阳受损，饮食停滞，胃失和降，不通则痛；缓慢发作者，常由情志抑郁，肝郁气滞，或脾胃虚弱，而致肝胃不和，气滞血瘀，缓慢发展而来。

2. 辨寒热

外感寒邪或过食生冷而发病或加重，胃中绞痛，得温或饮热汤或热水则痛减，口淡不渴或渴饮而不欲咽者属寒；胃中灼热，痛势急迫，得冷饮而痛减，口干渴或口苦者属热。

3. 辨虚实

凡属暴痛，痛势剧烈，痛而拒按，食后痛甚，或痛而不移，病无休止者属实；疼痛日久或反复发作，痛势绵绵，痛而喜按，得食痛减，或劳倦加重，休息减轻者属虚。壮年新病者多实，年老久病者多虚。补而痛剧者为实，攻而痛甚者为虚。

4. 辨气血

从疼痛的性质而言，若以胀痛为主，伴有嗳气者，属于气滞；痛如针刺或刀割，或伴吐血、黑便者，属于血瘀。从疼痛的部位而言，游走不定、攻冲作痛者，属于气滞；痛处固定或按之有积块者，属于血瘀。从病程而言，初病多在气，久病多入血。

5. 辨病位

在胃多属胃病初发，常由外感、饮食引起，症见胃脘部胀痛、嗳气，痛无休止，大便不爽，脉滑等。在肝多属反复发作，每与情志不遂有关，表现为胃胀痛连及胁肋，窜走不定，太息为快，脉弦等。在脾多属久病，表现为胃中隐痛，饥时为甚，进食可缓，劳倦则重，休息则轻，面色萎黄，疲乏无力，大便溏薄，脉缓等。

（二）辨证分型

1. 慢性非萎缩性胃炎的中医辨证分型

（1）脾胃湿热证。

主症：①胃脘胀痛；②口黏且苦。

次症：①大便黏滞不爽；②脘腹灼热；③纳呆泛恶；④身重困倦。

舌脉：舌红，苔黄腻；脉濡数或滑数。

证型确定：具备主症2项和次症1项或2项，症状不明显者，参考舌、脉象及胃镜、病理相关检查。

证候病机分析：湿热蕴结，胃气阻滞，则胃脘痞满或疼痛；湿阻热蕴，困遏气机，脾失健运，脾主四肢，则身体困重、口干、口苦、口臭；湿热伤脾，纳运失常，则纳差，大便稀溏或黏腻；舌红，苔黄腻，脉滑数为湿热之象。

（2）肝胃不和证。

主症：①胃脘胀痛连胁，嗳气或矢气可缓；②脘痞不舒，情绪不遂则复发或加重。

次症：①嗳气频作；②嘈杂反酸；③善太息。

舌脉：舌淡红，苔薄白；脉弦。

证型确定：具备主症2项和次症1项或2项，症状不明显者，参考舌、脉象及胃镜、病理相关检查。

证候病机分析：肝主疏泄，喜条达，若情志不舒，则肝气郁结不得疏泄，横逆犯胃而作痛，以胀痛为主；胁乃肝之分野，而气多走窜游移，故胁肋部胀满不适或疼痛；如情志不和，则肝郁更甚，气结复加，故每因情志因素诱发或加重；病在气分而湿浊不甚，故苔多薄白，病位在里而肝主痛，故见脉弦。

（3）寒热错杂证。

主症：①胃脘痞满；②饥不欲食，食后胀痛。

次症：①胃脘怕冷或嘈杂；②口干或苦；③大便干或溏滞不爽。

舌脉：舌淡红，苔黄或黄白相间；脉弦细。

证型确定：具备主症2项和次症1项或2项，症状不明显者，参考舌脉象及胃镜、病理相关检查。

证候病机分析：脾阳亏虚，外邪乘虚而入，以致寒热互结中焦，气机升降失常，则胃脘痞满；脾阳亏虚，不能温煦，可见胃脘怕冷或嘈杂；脾失健运，食后湿浊内生，胃气阻滞，则见饥不欲食，食后胀痛，便溏；口干或苦，大便干为热邪伤津的表现，舌淡红、苔黄或黄白相间、脉弦细为寒热错杂之征象。

（4）脾气虚证。

主症：①胃脘隐痛，遇劳而发；②食欲不振或食后胀甚。

次症：①神疲懒言；②倦怠乏力；③口淡不渴；④大便稀溏；⑤排便无力；⑥面色萎黄。

舌脉：舌淡或伴齿痕，苔薄白腻；脉缓弱或沉弱。

证型确定：具备主症2项和次症1项或2项，症状不明显者，参考舌、脉象及胃镜、病理相关检查。

证候病机分析：脾胃气虚，运化失常，水谷精微不能濡养胃脘，则胃脘隐痛，若气虚不能推动运化，致气机阻滞则可出现胀满；胃虚气逆，纳运不行，则餐后疼痛加重、纳呆、大便溏薄；气虚不能推动血行，则疲倦乏力、四肢不温；舌淡苔薄白，脉虚弱为虚象。

（5）脾胃虚寒证。

主症：①胃脘隐痛不休，空腹痛甚，得食可缓，或痛喜温按；②泛吐清水。

次症：①大便稀溏甚则完谷不化；②面色无华；③四肢不温。

舌脉：舌淡胖伴齿痕，苔白腻；脉沉迟无力。

证型确定：具备主症2项和次症1项或2项，症状不明显者，参考舌、脉象及胃镜、病理相关检查。

证候病机分析：脾胃虚寒，病属正虚，故胃痛隐隐，绵绵不休；寒得温则散，气得按则行，所以喜温喜按；脾虚中寒，水不运化而上逆，故泛吐清水；脾主肌肉而健运四旁，中阳不振，则健运无权，肌肉筋脉失其温养，所以四肢倦怠；舌淡胖，边有齿痕，苔白腻，脉沉弱，皆为脾胃虚寒、中气不足之征象。

2. 慢性萎缩性胃炎的中医辨证分型

（1）肝胃气滞证。

主症：①胃脘胀满或胀痛；②胁肋胀痛。

次症：①症状可因情绪因素诱发或加重；②嗳气频作；③胸闷不舒。

舌脉：舌质淡红，苔薄白或白，有齿痕；脉弦细。

证型确定：主症和舌象必备，加次症2项以上，参考脉象。

证候病机分析：肝主疏泄，喜条达，若情志不舒，则肝气郁结不得疏泄，横逆犯胃而作痛，以胀痛为主；胁乃肝之分野，而气多走窜游移，故胁肋部胀满不适或疼痛；如情志不和，则肝郁更甚，气结复加，故每因情志因素诱发或加重；病在气分而湿浊不甚，故苔多薄白，病位在里而肝主痛，故见脉弦。

（2）肝胃郁热证。

主症：胃脘嘈杂不适或灼痛。

次证：①心烦易怒；②反酸；③口干口苦；④大便干燥。

舌脉：舌质红，苔黄；脉弦或弦数。

证型确定：主症和舌象必备，加次症2项以上，参考脉象。

证候病机分析：肝气郁结，日久化热，邪热犯胃，故胃脘灼痛；肝胃郁热，逆而上冲，故烦躁易怒，嘈杂反酸；肝胆互为表里，肝热夹胆火上乘，故口干口苦；舌红、苔黄为里热之象，脉见弦数，乃肝胃郁热之征。

（3）脾胃虚弱证（脾胃虚寒证）。

主症：①胃脘胀满或隐痛；②胃部喜按或喜暖。

次症：①食少纳呆；②大便稀溏；③倦怠乏力；④气短懒言；⑤食后脘闷。

舌脉：舌质淡；脉细弱。

证型确定：主症和舌象必备，加次症2项以上，参考脉象。

证候病机分析：脾胃气虚，运化失常，水谷精微不能濡养胃脘，则胃脘隐痛，若气虚不能推动运化，致气机阻滞则可出现胀满；寒得温则散，气得按则行，所以喜温喜按；胃虚气逆，纳运不行，则餐后疼痛加重、纳呆、大便溏薄；脾主肌肉而健运四旁，中阳不振，则健运无权，肌肉筋脉失其温养，所以四肢倦息；舌质淡，脉细弱为虚象。

（4）脾胃湿热证。

主症：脘腹痞满或疼痛。

次症：①口苦口臭；②恶心或呕吐；③胃脘灼热；④大便黏滞或稀溏。

舌脉：舌质红，苔黄厚或腻；脉滑数。

证型确定：主症和舌象必备，加次症2项以上，参考脉象。

证候病机分析：湿热蕴结，胃气阻滞，则胃脘痞满或疼痛；湿阻热蕴，困遏气机，脾失健运，脾主四肢，则身体困重、口干、口苦、口臭；湿热伤脾，纳运失常，则纳差，大便稀溏或黏滞；舌红，苔黄腻，脉滑数为湿热之象。

（5）胃阴不足证。

主症：胃脘痞闷不适或灼痛。

次症：①似不欲食而嘈杂；②口干；③大便干燥；④形瘦食少。

舌脉：舌红少津，苔少；脉细。

证型确定：主症和舌象必备，加次症2项以上，参考脉象。

证候病机分析：胃痛日久，郁热伤阴，胃失濡养，故见胃脘灼热隐痛；阴虚津少，无以上承，则口燥咽干；阴虚液耗，无以下溉，则肠道失润而大便干结；舌红少津、脉象细数为阴虚液耗之象。

（6）胃络瘀阻证。

主症：胃脘痞满或痛有定处。

次症：①胃痛拒按；②黑便；③面色晦暗。

舌脉：舌质暗红或有瘀点、瘀斑；脉弦涩。

证型确定：主症和舌象必备，加次症2项以上，参考脉象。

证候病机分析：气为血帅，血随气行，气滞日久，则导致瘀血内停，由于瘀血有形，故痛有定处而拒按；瘀停之处，脉络壅涩不通，故痛如针刺；血瘀则舌少滋荣，故舌色暗红，血瘀而血行不通，故脉艰滞而涩。

四、中医药治疗慢性胃炎的优势

（一）患慢性胃炎看中医还是看西医？

慢性胃炎是常见的消化道疾病，患者具有上消化道症状，如上腹疼痛、胀满、嗳气等。慢性胃炎患者症状严重程度与炎症的严重程度并不一定呈正相关。慢性胃炎与功能性消化不良在诊断上可出现重叠现象。现代医学研究认为，慢性胃炎的发生与幽门螺杆菌感染、胃动力障碍、碱性液体反流等有关。然而，采用根除幽门螺杆菌、促胃动力和保护胃黏膜等治疗，也不能完全根治本病。

目前西医治疗慢性胃炎主要存在以下难点：（1）对于慢性非萎缩性胃炎，经过西医规范治疗，相当一部分患者虽然在短期服用西药后可能会出现症状缓解，但停药后症状可反复出现，甚至有一部分患者经西医治疗症状不能缓解。（2）针对慢性萎缩性胃炎伴肠化生、低级别上皮内瘤变、高级别上皮内瘤变，除了手术及内镜下治疗，西医无确切有效的药物治疗。（3）根除幽门螺杆菌治疗存在耐药率高、复发率高、不良反应较多等问题。据Megraud报道，慢性胃炎患者对甲硝唑耐药率在发展中国家为50%～80%，在发达国家为9%～12%；对克拉霉素的耐药率也逐渐增加，使含克拉霉素的治疗方案的疗效亦有下降趋势。我国一项大规模耐药性流行病学调查显示，我国居民对抗生素的耐药率为：甲硝唑50%～100%（平均73.3%），克拉霉素0～40%（平均23.9%），阿莫西林0～2.7%。幽门螺杆菌根除治疗药物如抗生素、质子泵抑制剂、铋剂都会导致相应的不良反应，目前报道的不良反应主要有恶心、呕吐、皮疹、腹泻、便秘、口干、头晕、味觉改变、困倦、上腹不适等。抗生素的不良反应最常见，多涉及过敏反应及消化系统、血液系统、循环系统、神经系统损伤等。

中医治疗慢性胃炎具有治疗与调理的双重作用。辨证论治是中医的一大特色，正确组方能够直击病灶，祛除病邪。中药中含有丰富的营养物质，因此能修复破坏的胃黏膜，消除引起胃病反复发作的根源，因而复发率低，疗效持久。目前中医治疗慢性胃炎主要以辨证分型论治为主，也有单方、验方和中成药等多种治疗方法，均取得一定的疗效。中医治疗慢性胃炎具有如下优势：（1）对于反复发作的慢性非萎缩性胃炎，中医通过辨证论治不仅可以明显改善症状，而且可以扶正固本、增强体质，预防疾病复发。（2）对于慢性萎缩性胃炎伴肠化生、低级别上皮内瘤变，中医辨证论治加专病专药（白花蛇舌草、肿节风、半枝莲、百合、薏苡仁等），有可能逆转胃癌的癌前病变，从而预防胃癌或延缓胃癌的发生。2019年，欧洲权威指南《胃上皮癌前疾病及病变的管理》肯定了中成药摩罗丹治疗胃癌癌前病变的效果。（3）对于幽门螺杆菌相关胃炎，中医治疗配合标准的四联疗法可以顾护正气、调理体质、减毒增效、预防再次感染，从而提升幽门螺杆菌根除率。

因此，选择正规中医治疗不仅可以提高临床疗效，还可以提高慢性胃炎患者的生存质量。慢性胃炎的治疗需要中西医结合。西医有西医的优势，中医有中医的特长，中西医治疗是不冲突的，两者结合可相互取长补短。

（二）慢性胃炎靠“养”还是“治”？

对于慢性胃炎这种慢性且易复发的疾病，“养”和“治”同等重要。参考之前所讲的病因，可将慢性胃炎的病因总结为饮食因素、精神因素和体质因素。其中又以体质因素最为关键，体质因素即脾胃气虚。李东垣主张的内因“脾胃为主”论，对本病的防治有一定借鉴意义。从脏腑关系来看，病生于胃，受侮于肝，关键在脾，脾气虚为本病的重要一环。

慢性胃炎虽然有多种成因，但必为脾胃元气受损至不能自复而后成病。本病常常呈慢性且反复发作，故不能满足于症状缓解即终止治疗，而应同时预防复发。脾胃气虚为本病的根本，因此，不管原属何种证型，最后均需要健脾益气再加养护胃阴，巩固治疗2～4月，乃可停药。

想要脾胃长期健运者，必须坚持体育锻炼、饮食有节、情志舒畅、顺应四时等调养方法，药物治疗终非良久之计。

（三）如何合理地选用中医、西医治疗?

西南医科大学附属中医医院（原泸州医学院附属中医医院）30余年数代脾胃专家潜心研究发现，对于伴有糜烂、充血水肿明显的胃炎，若其溃疡样疼痛症状明显，可短期选用西医常用的抑制胃酸药，如奥美拉唑、泮托拉唑、雷贝拉唑、法莫替丁等。对于幽门螺杆菌相关性胃炎患者，可根据个体差异，给予西医规范的幽门螺杆菌根除治疗。如初次未能根除幽门螺杆菌，可同时加用中药辨证论治。对于以上腹饱胀疼痛而胃镜黏膜炎症不严重的患者，宜根据中医辨证用药，不主张用西药，因为即使是用西药的促胃动力药，缓解症状的效果也并不理想。对于慢性胃炎组织病理活检提示肠上皮化生或上皮内瘤变者，目前西医还没有理想的药物，中医的辨证论治效果较好，如果活检提示高级别上皮内瘤变，结合西医内镜下的治疗效果更理想。辨证论治使用中药有可能逆转胃癌的癌前病变，从而预防胃癌或延缓胃癌的发生。中医治疗宜益气养阴，行气活血，祛瘀解毒。若正气充足，阴阳调和，气血通畅，癌前病变可望逆转。中医除了口服中药，还有针刺、灸法、埋线、推拿、按摩、拔罐、耳穴按压等外治方法可用于本病的治疗。

慢性胃炎是一种慢性疾病，病程长，有的患者短期服用西药可能会缓解症状，但停药后症状又可能再次出现，这更需要中医中药的调理。中医的调护及饮食疗法也非常重要。中医在食疗方面有明显的优势，可通过寒热虚实的辨证，指导患者的饮食禁忌和饮食调养。哪些食物该吃，哪些食物不该吃，或者应该吃哪些食物进行调养，这些都是患者非常关心的问题，因为患者知道一旦吃错了东西，胃病就会发作。对于食疗来说，医生要懂得各种食物的性味功效，即哪些食物偏寒，哪些食物偏温，某种食物有哪些功效。中医学认为：情志异常，如忧、思、恼、怒等七情不和易致病发。患者病久，会有不同程度的焦虑和恐惧，这些心理障碍会影响疾病的康复，甚至加重病情。有时需要辅助使用抗抑郁、抗焦虑的药物，但此类药物有较严重的不良反应，某些患者难以接受。使用中医调理肝脾的药可一定程度上缓解焦虑状态，但同时还要做好饮食、起居、心理的调理，使患者正确认识慢性胃炎，保持乐观态度，配合医生治疗。

【参考文献】

[1]Megraud F. H pylori antibiotic resistance：prevalence，importance，and advances in testing[J].Gut，2004，53（9）：1374–1384.

[2]成虹，胡伏莲，谢勇，等.中国幽门螺杆菌耐药状况以及耐药对治疗的影响——全国多中心临床研究[J].胃肠病学，2007，12（9）：525–530.

[3]李秀银，王月兵.抗生素不良反应分析[J].临床合理用药，2012，5（11A）:79.

[4]中国中西医结合学会消化系统疾病专业委员会.慢性非萎缩性胃炎中西医结合诊疗共识意见（2017年）[J].中国中西医结合消化杂志，2018，26（1）：1–8.

[5]中国中西医结合学会消化系统疾病专业委员会.慢性萎缩性胃炎中西医结合诊疗共识意见（2017年）[J].中国中西医结合消化杂志，2018，26（2）：121–131.

第二节　慢性胃炎的中医药治疗

一、慢性胃炎的中医辨证论治

（一）慢性非萎缩性胃炎的辨证论治

1. 脾胃湿热证

治法：清热除湿，理气和中。

方药：连朴饮（《霍乱论》）加减。

药物举例：制厚朴6g、川黄连（姜汁炒）3g、石菖蒲3g、制半夏3g、香豉（炒）9g、焦栀子9g、芦根60g。

临床用药加减：湿偏重者，宜加苍术、藿香燥湿醒脾；热偏重者，宜加蒲公英清胃泻热；伴恶心呕吐者，宜加竹茹、橘皮以清胃降逆；气滞腹胀者，宜加枳实以理气消胀；大便滞结不通者，宜加大腹皮或槟榔理气除湿导滞；嘈杂不舒者，可合用左金丸；寒热错杂者，可以合半夏泻心汤。

方解：方中芦根用量独重，取其清热，止呕除烦，兼具利小便而导湿热之功，为君药。黄连苦寒，清热燥湿，姜制又增和胃止呕之功；厚朴辛苦性温，宣畅气机，化湿行滞，为臣药。半夏辛燥性温，降逆和胃止呕；栀子苦寒，清心泻热，导湿热从小溲而出；石菖蒲芳香化湿醒脾；淡豆豉宣郁止烦，俱为佐药。诸药相伍，清热化湿，理气和中，俾湿热去，脾胃和，则痞闷、吐泻诸症可除。

2. 肝胃不和证

治法：疏肝和胃，理气止痛。

方药：柴胡疏肝散（《景岳全书》）加减。

药物举例：陈皮（醋炒）12g、柴胡12g、川芎9g、枳壳（麸炒）9g、白芍9g、炙甘草3g、香附9g、佛手9g、郁金9g。

临床用药加减：胃痛较甚者，加川楝子、延胡索以加强理气止痛之功；嗳气较频者，加瓜蒌、柿蒂以宽胸顺气降逆；痛势急迫，嘈杂吐酸，口干口苦，舌红苔黄，脉弦或数，乃肝胃郁热之证，以化肝煎或丹栀逍遥散加黄连、吴茱萸以疏肝泄热和胃。

方解：肝主疏泄，喜条达，其经脉布胁肋循少腹。遵《黄帝内经》“木郁达之”之旨，治以疏肝理气之法。方中柴胡功善疏肝解郁，为君药。香附理气疏肝而止痛，川芎活血行气以止痛，二药相合，助柴胡以解肝经之郁滞，并增行气活血止痛之效，共为臣药。陈皮、枳壳理气行滞，芍药、甘草养血柔肝，缓急止痛，均为佐药。甘草调和诸药，为使药。诸药相合，共奏疏肝行气、活血止痛之功。

3. 寒热错杂证

治法：寒热平调，消痞散结。

方药：半夏泻心汤（《伤寒论》）加减。

药物举例：半夏12g、黄芩9g、干姜9g、人参9g、炙甘草9g、黄连3g、大枣12个。

临床用药加减：胃脘寒凉者加高良姜、制附子；湿热明显者，加蒲公英、车前草；腹胀者加厚朴、枳壳；疲乏明显者，加炙黄芪、炒白术。

方解：本方重在寒热共用以和其阴阳，苦辛并进以复其升降，补泻兼施以调其虚实。方中黄芩、黄连之苦寒，清中焦之热；半夏、干姜之辛温，化中焦之湿；人参、甘草、大枣之甘，补中焦之虚，并缓胃肠之急，使热清、湿去、胃肠功能恢复正常，升降调而各症止。

4. 脾气虚证

治法：益气健脾，和胃除痞。

方药：香砂六君子汤（《古今名医方论》）加减。

药物举例：人参12g、炒白术24g、茯苓24g、法半夏12g、陈皮10g、木香8g、砂仁10g、炙甘草8g。

临床用药加减：胀闷较重者，加枳壳、厚朴理气运脾；纳呆厌食者，加砂仁、神曲理气开胃；脾虚下陷者，宜合补中益气汤加减。

方解：根据衰者补之、损者益之的治疗原则，气虚法当补气，气虚是由脾虚所致，理当健脾，脾健运则运化复，运化复则谷气充，生化之机旺盛，诸证才能向愈。方中以人参大补元气，补脾益肺，补中养胃为君；臣以白术，健脾燥湿；佐以茯苓渗湿健脾；陈皮、木香芳香醒脾，理气止痛；半夏化痰湿，砂仁健脾和胃，理气散寒，使以甘草调和诸药。全方扶脾治本，理气止痛，兼化痰湿，和胃散寒，标本兼顾。

5. 脾胃虚寒证

治法：温中健脾，和胃止痛。

方药：黄芪建中汤（《金匮要略》）加减。

药物举例：黄芪15g、桂枝30g、生姜30g、白芍60g、饴糖100g、大枣12个、炙甘草20g。

临床用药加减：泛吐清水明显者，加干姜、白术、法半夏、陈皮、茯苓温胃化饮；反酸者，可去饴糖，加乌贼骨、煅瓦楞子和胃制酸止痛；里寒较甚，胃脘冷痛，呕吐肢冷者，加理中丸温中散寒；形寒肢冷、腰膝酸软者，可合附子理中丸温肾暖脾，和胃止痛。

方解：中焦虚寒，肝木侮土，治宜温中补虚以建中阳，柔肝缓急以解痉挛。本方于小建中汤内加黄芪，可增强益气建中之力，阳生阴长，诸虚不足之证自除。大枣、甘草补脾益气，桂枝、生姜温阳散寒，白芍缓急止痛，饴糖补脾缓急。方中桂枝、生姜、甘草、大枣辛甘化阳，芍药、甘草、大枣、饴糖酸甘化阴；甘温以建中，旺脾以生精；建中又固表，阴阳共调补，是治疗虚寒性胃痛的主方。

（二）慢性萎缩性胃炎的辨证论治

1. 肝胃气滞证

治则：疏肝理气，和胃降逆。

方药：柴胡疏肝散（《景岳全书》）加减。

药物举例：柴胡12g、白芍9g、枳壳9g、川芎9g、香附9g、陈皮12g、佛手9g、苏梗12g、甘草3g。

临床用药加减：偏寒者加高良姜或荜茇；偏热者加川黄连或山栀子；嗳气者加柿蒂；胀甚者加广木香、厚朴、砂仁；吞酸者加选乌贼骨、煅瓦楞子、浙贝母；痛甚者加延胡索。

方解：本方是较为典型的疏肝解郁方剂。遵《黄帝内经》“木郁达之”之旨，治以疏肝理气之法。方中柴胡功善疏肝解郁，用以为君。香附理气疏肝而止痛，川芎活血行气以止痛，二药相合，助柴胡解肝经之郁滞，并增行气活血止痛之效，共为臣药。陈皮、枳壳理气行滞，芍药、甘草养血柔肝，缓急止痛，均为佐药。甘草调和诸药，为使药。诸药相合，共奏疏肝行气、活血止痛之功。

2. 肝胃郁热证

治则：清肝泻热，和胃止痛。

方药：化肝煎（《景岳全书》）合左金丸（《丹溪心法》）加减。

药物举例：牡丹皮9g、栀子9g、青皮12g、陈皮12g、泽泻9g、贝母12～18g、白芍12g、黄连6g、吴茱萸3g、延胡索15g、甘草6g。

临床用药加减：嘈杂反酸明显者，加乌贼骨、煅瓦楞子；胸闷胁胀者，可加柴胡、郁金以疏肝理气；嗳气频繁者，加旋覆花、广郁金；烦躁易怒者，加龙胆草。

方解：化肝煎重在治肝，善解肝气之郁，平气逆而散郁火。方中用白芍护肝阴，青皮、陈皮疏肝气，牡丹皮、栀子清肝火；因气火能使痰湿阻滞，故加贝母、泽泻燥湿化痰，贝母兼有解郁作用。左金丸中黄连苦以清火，稍佐吴茱萸辛以散邪，郁散则火随之得泻；吴茱萸辛苦而温，入肝、脾、胃、肾经，辛能入肝散肝郁，苦能降逆助黄连降逆止呕之功，温则佐制黄连之寒，使黄连无凉遏之弊，且能引黄连入肝经，为佐药。二药辛开苦降，寒热并用，泻火而不凉遏，温通而不助热，使肝火得清，胃气得降，则诸症自愈。

3. 脾胃虚弱证（脾胃虚寒证）

治则：温中健脾，和胃止痛。

方药：黄芪建中汤（《金匮要略》）加减。

药物举例：生黄芪15g、桂枝30g、白芍60g、生姜30g、大枣12个、茯苓15g、陈皮12g、法半夏12g、广木香9g、砂仁12g、炙甘草6g。

临床用药加减：胃脘怕冷明显者，加良附丸或干姜、肉桂；大便稀溏者，加炮姜、炒扁豆、炒薏苡仁；食后腹胀者，加枳实、佛手；泛吐清水者，加姜半夏、草豆蔻；纳呆食少者，加炒焦三仙。

4. 脾胃湿热证

治则：清热化湿，和中醒脾。

方药：连朴饮（《霍乱论》）加减。

药物举例：黄连12g、栀子9g、厚朴15g、法半夏12g、石菖蒲6g、淡豆豉9g、茯苓20g、陈皮10g、芦根12g、蒲公英30g、生薏苡仁20g、甘草6g。

临床用药加减：胃痛甚者，加延胡索、金铃子、郁金；大便不爽者，加苍术、白术；恶心呕吐者，加枳实、竹茹、生姜；纳呆者加鸡内金、谷芽、麦芽。

方解：湿热侵入胃肠，引起脾胃功能障碍，升降失调，治宜清热解毒，运脾除湿，调理中焦功能，恢复中焦气机升降。方中黄连、栀子清热解毒，芦根清热止呕，是消除病因的君药。厚朴、半夏燥湿醒脾，石菖蒲、淡豆豉芳化湿浊，是调理脾胃功能、恢复津气升降的臣药。两组药物合用，使湿热两清，脾胃功能恢复正常，诸证自解。加薏苡仁增强君药化湿和胃止呕之力，蒲公英清宣胸脘之郁热而达清热解毒之功。

5. 胃阴不足证

治则：养阴和胃，理气止痛。

方药：一贯煎（《续名医类案》）合芍药甘草汤（《伤寒论》）加减。

药物举例：北沙参18g、麦冬18g、生地18g、枸杞9～18g、当归12g、白芍30g、香橼皮9g、佛手9g、鸡内金12g、甘草15g。

临床用药加减：嘈杂似饥、饥不欲食者，加左金丸；口干甚、舌红赤者，加天花粉、石斛；大便干结者，加枳实、全栝蒌、火麻仁；纳呆者，加谷芽、麦芽、乌梅、山楂。

方解：方中重用生地滋阴养血、补益肝肾为君，内寓滋水涵木之意。当归、枸杞养血滋阴柔肝；北沙参、麦冬滋养肺胃，养阴生津，意在佐金平木，扶土制木，四药共为臣药。白芍能滋阴液、和血脉、养筋脉、解痉挛；炙甘草补中缓急。芍药、甘草合用共为酸甘化阴之剂，善柔肝、养阴，滋养血脉而解痉挛。鸡内金健胃消食，同时佐以少量香橼皮、佛手，疏肝理气止痛，复肝条达之性。诸药合用，使肝体得养，肝气得舒，则诸症可解。

6. 胃络瘀阻证

治则：理气活血，化瘀止痛。

方药：失笑散（《太平惠民和剂局方》）合丹参饮（《时方歌括》）加减。

药物举例：五灵脂12g、蒲黄12g、丹参15g、檀香3g（后下）、砂仁3g、三七粉6g（冲服）、延胡索15g、郁金9g、枳壳15g、甘草9g。

临床用药加减：胃痛明显者，加延胡索；大便色黑者，加白及、血余炭。

方解：瘀血阻滞，法当活血行瘀。失笑散方中五灵脂苦咸甘温，入肝经血分，功善通利血脉，散瘀止痛；蒲黄甘平，行血消瘀，炒用并能止血，二者相须为用，为化瘀散结止痛的常用组合。丹参饮方中丹参用量为其他二味药的五倍，重用为君以活血祛瘀；然血之运行，有赖气之推动，若气有一息不运，则血有一息不行，况血瘀气亦滞，故伍入檀香、砂仁以温中行气止痛，共为佐使。同时加延胡索、郁金、枳壳，加强行气通络之功，三七散瘀定痛。以上药物合用，使气行血畅，诸疼痛自除。

二、治疗慢性胃炎的常用方剂

（一）外邪犯胃证常用方剂

1. 寒邪犯胃

（1）良附丸（《良方集腋》）。

药物组成：高良姜（酒洗七次，焙干）、香附子（醋洗七次，焙干）。

功效：温胃祛寒，理气止痛。

主治：寒邪客胃所致胃痛。

注意事项：胃脘痛属于肝胃火郁，甚或出血者忌用。

（2）丁桂散（《外科传薪集》）。

药物组成：丁香、肉桂。

功效：温经散寒，行气止痛。

主治：寒邪客胃所致胃痛。

注意事项：属阴虚及湿热证候者不宜服用。

（3）香苏散（《太平惠民和剂局方》）。

药物组成：香附、紫苏叶、甘草、陈皮。

功效：疏散风寒、理气和中。

主治：外感风寒，内有气滞之胸脘痞闷，不思饮食。

注意事项：风热外感忌用。

2. 湿邪阻滞

（1）二陈汤（《太平惠民和剂局方》）。

药物组成：半夏、陈皮、白茯苓、甘草、生姜、乌梅。

功效：除湿化痰，理气和中。

主治：痰湿内阻，脾胃不和所致胃痛。

注意事项：燥痰者慎用；吐血、消渴、阴虚、血虚者忌用。

（2）平胃散（《太平惠民和剂局方》）。

药物组成：苍术、厚朴、陈皮、甘草。

功效：燥湿运脾，行气和胃。

主治：湿滞脾胃、脾胃不和之胃痛、痞满。

注意事项：本方辛苦温燥，阴虚气滞，脾胃虚弱者不宜使用。

3. 热邪犯胃

（1）泻心汤（《金匮要略》）。

药物组成：大黄、黄连、黄芩。

功效：泻热解毒，燥湿泄痞。

主治：邪火内炽，迫血妄行所致吐血、衄血等。

注意事项：虚证者不宜使用本方。

（2）大黄黄连泻心汤（《伤寒论》）。

药物组成：大黄、黄连。

功效：清热消痞和胃。

主治：热邪犯胃之痞满。

注意事项：上二味，以麻沸汤渍其须臾，去滓，取其气，不取其味，治痞不伤正气也。故虚证不宜服用。

4. 寒热错杂

半夏泻心汤（《伤寒论》）。

药物组成：半夏、黄连、黄芩、干姜、炙甘草、大枣、人参。

功效：寒热平调，散结除痞。

主治：寒热错杂之痞证。

注意事项：虚证者不宜服用本方。

5. 湿热中阻

（1）清中汤（《医学统旨》）。

药物组成：黄连、山栀、陈皮、茯苓、制半夏、草豆蔻、炙甘草。

功效：清化湿热，理气和胃。

主治：湿热中阻之胃痛、痞满。

注意事项：虚证者不宜服用本方。

（2）连朴饮（《霍乱论》）。

药物组成：制厚朴、川黄连、石菖蒲、制半夏、香豉、焦山栀、芦根。

功效：清热化湿，理气和中。

主治：湿热霍乱。胸脘痞闷，恶心呕吐，泄泻。

注意事项：虚证者不宜服用本方。

（3）甘露消毒丹（《医效秘传》）。

药物组成：飞滑石、淡黄芩、茵陈、石菖蒲、川贝母、木通、藿香、连翘、白蔻仁、薄荷、射干。

功效：利湿化浊，清热解毒。

主治：湿热并重之胸闷、腹胀、苔腻、身重。

注意事项：若湿热入营、谵语舌绛者，则非本方所宜。

（4）藿朴夏苓汤（《医原》）。

药物组成：藿香、川朴、姜半夏、赤苓、杏仁、生苡仁、白蔻、猪苓、淡香豉、泽泻。

功效：理气化湿，疏表和中。

主治：湿热阻滞，邪在气分而湿偏重之胃痛、痞满、肢困。

注意事项：虚证者不宜服用本方。

（5）黄连温胆汤（《六因条辨》）。

药物组成：黄连、竹茹、枳实、半夏、陈皮、炙甘草、大枣、茯苓。

功效：清热燥湿，理气化痰，和胃利胆。

主治：痰热内蕴胆胃之胃痛、胁痛、痞满。

注意事项：虚寒之证者不宜服用本方。

6. 多邪并犯

（1）藿香正气散（《太平惠民和剂局方》）。

药物组成：大腹皮、白芷、紫苏、茯苓、半夏曲、白术、陈皮、厚朴、苦梗、藿香、炙甘草。

功效：解表化湿、理气和中。

主治：外感风寒、内伤湿滞之痞满、胃痛、呕吐。

注意事项：湿热霍乱之吐泻禁用。

（2）香苏散（《太平惠民和剂局方》）。

药物组成：香附、紫苏叶、陈皮、炙甘草。

功效：理气和胃止痛。

主治：胃痛属气郁痰湿或夹风寒者。

注意事项：胃痛热证不明显者，不宜使用本方。

（二）饮食伤胃证常用方剂

（1）保和丸（《丹溪心法》）。

药物组成：山楂、茯苓、制半夏、神曲、莱菔子、陈皮、连翘。

功效：消食导滞和胃。

主治：食积停滞之胃痛、胃胀。

注意事项：忌生冷油腻及不易消化的食物；不宜在服药期间同时服用滋补性中药。

（2）枳实导滞丸（《内外伤辨惑论》）。

药物组成：枳实、大黄、黄连、黄芩、神曲、炒白术、茯苓、泽泻。

功效：消积导滞，清利湿热。

主治：饮食积滞、湿热内阻所致脘腹疼痛、胃胀。

注意事项：孕妇禁用。

（3）枳实消痞丸（《兰室秘藏》）。

药物组成：干姜、炙甘草、麦芽曲、茯苓、白术、半夏曲、人参、厚朴、枳实、黄连。

功效：消痞除满，健脾和胃。

主治：脾虚气滞，寒热互结证。

注意事项：脾胃虚弱者及孕妇慎服。

（4）小承气汤（《伤寒论》）。

药物组成：大黄、厚朴、枳实。

功效：轻下热结，通腑行气。

主治：阳明腑实轻证。

注意事项：孕妇忌用。注意中病即止，以免损耗正气。

（5）大承气汤（《伤寒论》）。

药物组成：大黄、芒硝、厚朴、枳实。

功效：泻热解燥通腑，消痞除满。

主治：阳明腑实证，热结旁流证，里实热证。

注意事项：本方为泻下峻剂，凡气虚阴亏、燥结不甚，以及年老、体弱者应慎用；孕妇忌用。注意中病即止，以免损耗正气。

（6）调胃承气汤（《伤寒论》）。

药物组成：大黄、芒硝、炙甘草。

功效：缓下热结。

主治：胃肠燥热证。

注意事项：虚寒性便秘者忌用。

（三）情志所伤证常用方剂

1.恼怒伤肝，肝气犯胃、肝脾不和者常用方剂

（1）柴胡疏肝散（《景岳全书》）。

药物组成：陈皮、柴胡、川芎、香附、枳壳、芍药、炙甘草。

功效：疏肝解郁，理气止痛。

主治：肝胃气滞之胃痛、胁痛、痞满。

注意事项：本方芳香辛燥，易耗气伤阴，不宜久服。

（2）逍遥散（《太平惠民和剂局方》）。

药物组成：甘草、当归、茯苓、白芍、白术、柴胡、生姜、薄荷。

功效：疏肝解郁，养血健脾。

主治：肝郁脾虚、肝脾不和之胃痛连胁。

注意事项：情志不遂之抑郁者，服药的同时应辅以心理治疗，使患者心情乐观，方能获效。

（3）四逆散（《伤寒论》）。

药物组成：柴胡、白芍、枳实、炙甘草。

功效：透邪解郁，疏肝理脾。

主治：肝气郁滞之胁肋胀闷，脘腹疼痛。

注意事项：原方用白饮（米汤）和服，亦取中气和则阴阳之气自相顺接之意，可作为参考。

（4）越鞠丸（《丹溪心法》）。

药物组成：川芎、苍术、香附、神曲、栀子。

功效：解郁理气消痞。

主治：肝脾郁滞、气机郁结所致六郁。

注意事项：临床应用以脘腹胀痛、嗳腐吞酸、饮食不消为辨证要点。可与其他疏肝理气方药合用。

2. 肝胃郁热者常用方剂

（1）化肝煎（《景岳全书》）。

药物组成：青皮、陈皮、土贝母、白芍、牡丹皮、栀子、泽泻。

功效：疏肝泻热，和胃止痛。

主治：肝胃郁热之脘胁灼痛、胀满、反酸、嘈杂诸症。

注意事项：孕妇慎用。

（2）左金丸（《丹溪心法》）。

药物组成：黄连、吴茱萸。

功效：清泄肝热，和胃降逆。

主治：肝火犯胃引起的胃痛、胁痛、吞酸诸症。

注意事项：临床运用时可调整二药的用量，以适应证候的寒热。

（3）丹栀逍遥散（《方剂学》）。

药物组成：牡丹皮、焦栀子、柴胡、白芍、当归、白术、茯苓、薄荷、炙甘草。

功效：疏肝泻热，和胃止痛。

主治：肝脾不和、郁而化热之胃痛、嘈杂。

注意事项：本方为肝脾不和，肝郁化热之常用方剂。服药期间应少吃生冷及油腻难消化的食品，同时保持乐观，切忌生气恼怒。

3. 忧思伤脾，痰结气郁或气逆者常用方剂

（1）四七汤（《太平惠民和剂局方》）。

药物组成：制半夏、姜厚朴、赤茯苓、紫苏叶、生姜、大枣。

功效：降逆化痰，行气解郁。

主治：忧思过虑伤脾、痰结气郁之梅核气、胸胁胀痛、呕吐诸症。

注意事项：本方药性温燥，易于助热伤阴，故阴虚津亏或火旺者不宜使用。

（2）旋覆代赭汤（《伤寒论》）。

药物组成：旋覆花、半夏、炙甘草、人参、代赭石、生姜、大枣。

功效：降逆化痰，益气和胃。

主治：胃虚痰阻气逆之痞满、嗳气、呃逆。

注意事项：胃虚有热之呕吐、呃逆、嗳气者不宜使用本方。因方中代赭石、半夏有降逆作用，妊娠呕吐者不宜使用。

（3）半夏厚朴汤（《金匮要略》）。

药物组成：半夏、厚朴、茯苓、生姜、紫苏叶。

功效：行气散结，降逆化痰。

主治：气滞痰阻之梅核气、胸膈满闷。

注意事项：方中多辛温苦燥之品，仅适宜于痰气互结而无热者。若见颧红、口苦、舌红少苔，属于气郁化火，阴伤津少者，虽具梅核气之特征，亦不宜使用本方。

（四）血瘀证常用方剂

（1）丹参饮（《时方歌括》）。

药物组成：丹参、檀香、砂仁。

功效：化瘀通络，和胃止痛。

主治：血瘀气滞之胃痛。

注意事项：运用时可与其他活血化瘀药配合使用。其他证候兼有瘀血时也可以一起使用。

（2）失笑散（《太平惠民和剂局方》）。

药物组成：五灵脂、蒲黄。

功效：活血祛瘀，散结止痛。

主治：瘀血停滞之胃痛等。

注意事项：失笑散调以米醋，或用黄酒冲服，乃取其活血脉、行药力、化瘀血之功，以加强五灵脂、蒲黄活血止痛之力，且可制五灵脂气味之腥臊。五灵脂易败胃，脾胃虚弱者及月经期者慎用；孕妇禁用。

（3）血府逐瘀汤（《医林改错》）。

药物组成：桃仁、红花、当归、生地、牛膝、川芎、桔梗、赤芍、枳壳、甘草、柴胡。

功效：活血化瘀，行气止痛。

主治：瘀阻气滞之胃痛。

注意事项：本方为治疗瘀血证的常用方剂，其他病证有瘀血时也可以使用；但由于方中活血祛瘀药较多，故孕妇忌用。

（4）金铃子散（《太平圣惠方》）。

药物组成：金铃子（川楝子）、延胡索。

功效：疏肝理气，活血止痛。

主治：肝郁气滞、气血不畅之胃痛。

注意事项：因本方药性偏凉，具有活血作用，素有虚寒者忌用，孕妇慎用。

（五）脾胃气虚证常用方剂

（1）四君子汤（《太平惠民和剂局方》）。

药物组成：人参、白术、茯苓、炙甘草。

功效：益气健脾。

主治：脾胃气虚证。面色萎白，食少便溏。

注意事项：属于脾胃气虚的常用基础方剂，热证者不宜服用。

（2）六君子汤（《世医得效方》）。

药物组成：人参、白术、茯苓、炙甘草、陈皮、半夏。

功效：益气健脾，燥湿化痰。

主治：脾胃气虚兼痰湿之食少便溏、恶心呕吐、胸脘痞闷。

注意事项：原方为人参，临床上常用党参，热证者不宜服用。

（3）香砂六君子汤（《古今名医方论》）。

药物组成：人参、白术、茯苓、甘草、陈皮、半夏、木香、砂仁。

功效：健脾祛湿，理气和胃。

主治：脾胃气虚湿滞之痞满、胃痛。

注意事项：服药期间，忌食生冷、油腻食物。

（4）补中益气汤（《脾胃论》）。

药物组成：黄芪、白术、陈皮、升麻、柴胡、人参、甘草、当归。

功效：补气健脾，升清降浊。

主治：脾胃虚弱之脘腹满闷、胃痛者。

注意事项：阴虚内热及内热炽盛者忌用。

（5）七味白术散（《小儿药证直诀》）。

药物组成：人参、茯苓、炒白术、甘草、藿香叶、木香、葛根。

功效：健脾益气，和胃生津。

主治：脾胃虚弱、津虚内热之胃胀、吐泻。

注意事项：多用于小儿，但于成人脾胃虚弱之吐泻亦有良效。

（6）资生丸（《先醒斋医学广笔记》）。

药物组成：人参、白术、白茯苓、广陈皮、山楂、炙甘草、怀山药、川黄连、薏苡仁、白扁豆、白豆蔻、藿香、莲肉、泽泻、桔梗、芡实、炒麦芽。

功效：益气健脾，理气和胃。

主治：脾胃虚弱之脘腹胀满、食少便溏。

注意事项：本方药性平和甘润、补而不滞，原为妊娠安胎所设，故又名“保胎资生丸”，因其组方消补兼施、清利结合，深受后世医家喜爱，常以其益胃补脾，治疗脾胃虚弱之证。

（7）参苓白术散（《古今医鉴》）。

药物组成：白扁豆、白术、茯苓、甘草、桔梗、莲肉、人参、砂仁、山药、薏苡仁、陈皮。

功效：益气健脾，渗湿和胃。

主治：脾胃虚弱兼有湿阻气滞之胃痛、胃胀、泄泻者。

注意事项：服本药时不宜同时服用藜芦、五灵脂、皂荚或其制剂。

（8）理苓汤（《张氏医通》）。

药物组成：炒白术、炮姜、茯苓、泽泻、猪苓、肉桂、甘草。

功效：温中补虚，化气利水。

主治：脾胃两虚、寒湿伤脾之胃痛、腹泻。

注意事项：此方为利水温土之剂，为治疗寒湿伤脾痛泻之专方。

（9）归脾汤（《内科摘要》）。

药物组成：人参、白术、黄芪、当归、茯神、远志、酸枣仁、木香、龙眼肉、生姜、大枣、炙甘草。

功效：健脾养心，益气补血。

主治：心脾两虚之失眠健忘，食少体倦。

注意事项：原方用人参，临床常用党参代之，属阴虚及湿热者不宜服用。

（六）阴虚证常用方剂

（1）益胃汤（《温病条辨》）。

药物组成：沙参、麦冬、生地、玉竹、冰糖。

功效：养阴益胃。

主治：胃阴亏虚之胃痛隐隐。

注意事项：痰湿及气虚、虚寒者不可服用。

（2）一贯煎（《续名医类案》）。

药物组成：北沙参、麦冬、生地、枸杞、当归、川楝子。

功效：养阴益胃，疏肝养血。

主治：肝肾阴虚，肝气郁滞证。

注意事项：因制方重在滋补，虽可行无形之气，但不能祛有形之邪，且药多甘腻，故有停痰积饮而舌苔白腻、脉沉弦者，不宜使用。

（3）芍药甘草汤（《伤寒论》）。

药物组成：白芍、炙甘草。

功效：酸甘化阴，缓急止痛。

主治：肝胃阴津不足之胃痛。

注意事项：本方多与其他方药配合使用。

（4）麦门冬汤（《金匮要略》）。

药物组成：麦门冬、半夏、人参、甘草、粳米、大枣。

功效：滋阴养胃，降逆下气。

主治：胃阴不足之胃痛、嘈杂、呕吐。

注意事项：虚寒证者不宜服用。

（5）滋液养胃汤（《古今名方》）。

药物组成：党参、鲜石斛、麦门冬、杭白芍、当归身、枇杷叶、生谷芽、川贝母、广陈皮、甘草。

功效：滋阴生津，养胃润肺。

主治：胃阴不足之胃痛、胃胀。

注意事项：胃阴不足者除用甘平之品滋养胃阴外，饮食应以清淡调理为宜。食欲初旺时，仍须注意节制饮食，以使胃气渐复。

（七）脾胃虚寒证常用方剂

（1）理中汤（《伤寒论》）。

药物组成：人参、干姜、炙甘草、白术。

功效：温中祛寒，补气健脾。

主治：脾胃虚寒之腹痛，胃痛，呕吐等。

注意事项：原方为人参，临床上常用党参。属阴虚及湿热证候者不宜服用。

（2）黄芪建中汤（《金匮要略》）》）。

药物组成：黄芪、芍药、桂枝、炙甘草、生姜、胶饴、大枣。

功效：温中健脾，和胃止痛。

主治：脾胃虚寒之胃痛。

注意事项：属阴虚及湿热证候者不适服用。

（3）大建中汤（《金匮要略》）。

药物组成：蜀椒、干姜、人参。

功效：温中补虚，缓急止痛。

主治：脾胃虚寒之腹痛，胃痛。

注意事项：本方辛甘温热之性较强，素体阴虚者慎用，寒凝气滞者亦不宜使用。

三、治疗慢性胃炎的常用中成药

（一）常用的中成药

1. 肝郁气滞证或肝胃不和证

（1）柴芍胃炎颗粒（《验方》）。

药物成分：柴胡、延胡索（炙）、枳壳、香附（炙）、白芍、甘草（炙）、黄连、吴茱萸、莪术、丹参。

功能主治：疏肝和胃，清热止痛。

临床应用：肝胃不和、肝胃郁热所致胃脘胀痛、灼痛、嗳气、口干口苦等。

药理作用：①抗溃疡作用。柴芍胃炎颗粒对大鼠实验性胃溃疡疗效显著，其通过提高胃黏膜组织中Bcl-2阳性表达以减少细胞凋亡，降低胃黏膜组织中NF-κB阳性表达，从而抑制炎症反应，最终达到修复溃疡、降低大鼠溃疡指数的目的。②促胃肠动力作用。柴芍胃炎颗粒对功能性消化不良大鼠胃肠动力具有明显的增强作用，能上调胃动素水平、增加胃排空率，并趋向于正常范围，这是柴芍胃炎颗粒治疗功能性消化不良的可能机制之一。

规格与用法用量：每袋装10g。开水冲服，一次1袋，每日3次。

注意事项：①饮食宜清淡，忌酒及辛辣、生冷、油腻食物。②忌愤怒、忧郁，保持心情舒畅。

（2）胃苏颗粒（《中华人民共和国药典》）。

药物成分：紫苏梗、香附、陈皮、香橼、佛手、枳壳、槟榔、炒鸡内金。辅料为糊精、蔗糖。

功能主治：理气消胀，和胃止痛。

临床应用：主治气滞型胃脘痛，症见胃脘胀痛，窜及两胁，嗳气或矢气则舒，情绪郁怒则加重，胸闷食少，排便不畅，以及慢性胃炎见上述证候者。

药理作用：①现代研究发现，胃苏颗粒可抑制胃酸分泌、保护胃黏膜、促进胃动力。其可能通过调控血清中表皮生长因子（EGF）、一氧化氮（NO）、白介素32（IL–32）、转化生长因子β1（TGF–β1）水平以减轻炎性损伤，保护胃黏膜。②胃苏颗粒可明显提高雌激素调节蛋白2（PS2）和肠三叶因子（ITF）的表达，增加氨基己糖及磷脂含量，进而影响胃黏膜疏水性，防止溃疡的产生和复发。

规格与用法用量：每袋装15g。冲服，用适量开水搅拌至全溶。若放置时间长有少量沉淀，摇匀即可。一次1袋，一日3次。15天为一个疗程。

不良反应：偶有口干，嘈杂。

（3）气滞胃痛颗粒（《中华人民共和国药典》）。

药物成分：柴胡、延胡索（炙）、枳壳、香附（炙）、白芍、甘草（炙）。

功能主治：疏肝理气，和胃止痛。

临床应用：肝郁气滞，胸痞胀满，胃脘疼痛。

药理作用：①镇痛作用：气滞胃痛颗粒对离体大鼠胃、肠平滑肌具有双向调节作用，具有明显的镇痛作用，对急性炎症具有明显的抑制作用。②抗炎作用：气滞胃痛颗粒可使胃组织可见血管充血渐渐消失，肌层有恢复的现象，炎细胞减少。③治疗消化不良：气滞胃痛颗粒可通过调节延髓和胃窦中5-羟色胺（5-HT）、降钙素基因相关肽（CGRP）的含量及延髓中5-HT1A受体的表达，降低胃肠道的高敏感性，从而达到治疗功能性消化不良的目的。④抗反流作用：气滞胃痛颗粒通过调节胃泌素（GAS）、胃动素（MTL）、前列腺素E_2（PGE_2）、尿素酶含量，从而保护胃黏膜，促进胃肠蠕动，发挥治疗反流性胃炎的药效作用。

规格与用法用量：每袋装2.5g（无糖型）。开水冲服。一次1袋，一日3次。

注意事项：①饮食宜清淡，忌酒及辛辣、生冷、油腻食物。②忌愤怒、忧郁，保持心情舒畅。③糖尿病患者及有高血压病、心脏病、肝病、肾病等慢性病病情严重者应在医生指导下服用。④孕妇慎用。

（4）越鞠丸（《丹溪心法》）。

药物成分：香附、栀子、神曲（炒）、川芎、苍术。

功能主治：理气解郁，宽中除满。

临床应用：胸脘痞闷，腹中胀满，嗳气吞酸，饮食停滞，神经衰弱，癔症，更年期综合征，月经不调，慢性肝炎，胆囊炎，胆石症，肋间神经痛。

药理作用：①抗食管反流：栀子有抑制胃肠运动，减少胃液分泌的作用。②利胆、减轻肝损害：栀子可增加胆汁分泌，减轻四氯化碳引起的肝损害。③改善冠脉循环，抑制血小板聚集：川芎可增加冠脉血流量，抑制血小板聚集。④镇静、镇痛：川芎、栀子有镇静作用，香附有镇痛作用。⑤收缩子宫平滑肌：川芎可收缩子宫平滑肌。⑥抗抑郁作用：在皮质酮诱导抑郁模型小鼠中，越鞠丸通过激活PKA-ERK-CREB信号通路，进而增强海马神经新生，从而起到抗抑郁的作用；同时越鞠丸可以改善抑郁症患者血清脑源性神经营养因子（BDNF）水平，具有治疗抑郁症的作用。

规格与用法用量：水丸剂，每100粒重6g。口服，一次6～9克，一日2次。

注意事项：使用本方时忌忧思恼怒，虚证属气虚郁滞者不宜单独使用。

（5）乌贝散（《中华人民共和国药典》）。

药物成分：海螵蛸、浙贝母、陈皮油。

功能主治：制酸止痛，收敛止血。

临床应用：肝胃不和所致胃脘疼痛、泛吐酸水、嘈杂似饥；胃及十二指肠溃疡见上述证候者。

药理作用：海螵蛸所含钙质丰富，有突出的制酸和止痛功效，可吸附到炎症表面，发挥药效；浙贝母有效成分贝母甲碱可制酸止痛、中和胃酸；陈皮油理气健脾。

规格与用法用量：每瓶装45g，饭前口服。一次3g，一日3次。

注意事项：脾胃阴虚胃痛者忌用。禁服乌头、附子类药物。

（6）舒肝和胃丸（《中华人民共和国药典》）。

药物成分：香附（醋制）、白芍、佛手、木香、郁金、柴胡、白术（炒）、陈皮、广藿香、槟榔（炒焦）。

功能主治：舒肝解郁，和胃止痛。

临床应用：肝胃不和，两胁胀满，胃脘疼痛，食欲不振，呃逆呕吐，大便失调。

药理作用：能明显促进胃排空，抑制胃酸分泌，加快家兔在体肠运动及促进小肠推进，缓解热刺激及化学刺激所致疼痛，抗急慢性炎症。

规格与用法用量：大蜜丸6g×10丸，水蜜丸180丸/瓶。口服，水蜜丸一次9克，大蜜丸一次2丸，一日2次。

注意事项：①饮食宜清淡，忌酒及辛辣、生冷、油腻食物。②忌愤怒、忧郁，保持心情舒畅。③有高血压病、心脏病、肝病、糖尿病、肾病等慢性病病情严重者应在医生指导下服用。④儿童、孕妇、哺乳期妇女、年老体弱者应在医生指导下服用。

（7）逍遥丸（《金匮要略》）。

药物成分：柴胡、当归、白芍、白术（炒）、茯苓、炙甘草、薄荷、生姜。

功能主治：疏肝健脾，养血调经。

临床应用：肝气不舒所致月经不调，胸胁胀痛，头晕目眩，食欲减退。

药理作用：①调节肠道功能：具有双向调节作用，对处于正常状态下的肠平滑肌呈现兴奋作用；对处于麻痹状态的肠平滑肌可使其兴奋；而肠平滑肌痉挛时，逍遥丸又有缓解痉挛的作用。②逍遥丸合六味地黄丸可增强子宫内膜细胞雌激素受体（ER）、血管内皮生长因子（VEGF）及其受体（KDR）的表达，从而治疗不明原因月经量过少的患者。③抗抑郁作用：逍遥丸能够改善多种抑郁症状，其中柴胡发挥的抗抑郁作用可能是通过降低脑组织前额叶中5-羟色胺、多巴胺含量这一途径实现的。同时，对海马区的神经，柴胡皂苷具有保护作用。

规格与用法用量：360丸/瓶。口服。一次8丸，一日3次。

注意事项：忌气怒及食辛辣食物。

（8）肝胃气痛片（《验方》）。

药物成分：大黄、龙胆、丁香油、薄荷油、碳酸氢钠等。

功能主治：健胃制酸。

临床应用：肝胃不和所致的胃胀作痛，反酸，积食停滞，食欲不振。

规格与用法用量：每片重0.6g，口服，一次1～2片，一日3次。

注意事项：①饮食宜清淡，忌烟、酒及辛辣、生冷、油腻食物。②忌情绪激动及生闷气。③脾胃虚寒易泄泻者慎服。

（9）胃益胶囊（《验方》）。

药物成分：佛手、砂仁、黄柏、延胡索、川楝子等。

功能主治：疏肝理气，和胃止痛，健脾消食。

临床应用：肝胃气滞，脘胁胀痛，食欲不振，嗳气呃逆。

药理作用：胃益胶囊对大鼠幽门结扎型胃溃疡有不同程度的保护作用，可能有促溃疡愈合作用。

规格与用法用量：每粒装0.25g。口服，一次7粒，一日3次，饭后2小时服用。

注意事项：①忌食生冷、油腻、不易消化的食物。②忌情绪激动或生闷气。③不适用于脾胃阴虚者。④孕妇慎用。

2. 肝胃郁热证

（1）达立通颗粒（《验方》）。

药物成分：柴胡、枳实、木香、陈皮、清半夏、蒲公英、焦山楂、焦槟榔、鸡矢藤、党参、延胡索、六神曲（炒）。

功能主治：清热解郁，和胃降逆，通利消滞。

临床应用：肝胃郁热所致痞满证，症见胃脘胀满、嗳气、纳差、胃中灼热、嘈杂反酸、脘腹疼痛、口干口苦；运动障碍型功能性消化不良见上述症状者。

药理作用：①促排便：本品能促进正常大鼠的胃酸、胃蛋白酶分泌，促进小鼠的胃排空及小肠推进运动，提高兔在体肠肌的收缩幅度和收缩频率，增加阿托品所致便秘小鼠的排便次数和排便量。②改善消化不良：本品能促进肠运动，对硫酸阿托品抑制平滑肌的作用有明显的对抗作用，同时能增加胃动素释放和胃电活动等。③止吐作用：对洋地黄酊所致家鸽的呕吐反应有抑制作用。

规格与用法用量：每袋装6g。温开水冲服，一次1袋，一日3次。于饭前服用。

注意事项：个别患者服药后可能出现腹痛。

（2）左金丸（《丹溪心法》）。

药物成分：黄连、吴茱萸。

功能主治：泻火，疏肝，和胃，止痛。

临床应用：肝火犯胃，脘肋疼痛，口苦，嘈杂，呕吐酸水，不喜热饮。

药理作用：可改善胃黏膜损伤，促进溃疡愈合；对胃排空有显著抑制作用；可明显抑制小鼠小肠推进运动。其药理研究方向主要集中于抗癌、抗溃疡、对胃肠功能的影响及不同配伍比例对药效的影响等。

规格与用法用量：每瓶18克。口服。一次3～6克，一日2次。

注意事项：忌气怒，忌食辛辣食物。

（3）加味逍遥丸（《太平惠民和剂局方》）。

药物成分：白芍、白术（麸炒）、薄荷、柴胡、当归、茯苓、甘草、牡丹皮、栀子（姜炙）。

功能主治：舒肝清热，健脾养血。

临床应用：肝郁血虚，肝脾不和，两胁胀痛，头晕目眩，倦怠，食少，月经不调，脐腹胀痛。

药理作用：①降低内脏敏感性：可降低大鼠的内脏敏感性，且有随剂量越增加改善越明显的趋势。其可能的机制是通过减少下丘脑及外周促肾上腺皮质激素释放因子（CRF）的分泌及释放以及抑制脊髓c-fos、结肠5-HT3R的表达，从而抑制脑肠轴兴奋，降低内脏敏感性。②抗抑郁作用：能够有效地改善在负荷小鼠实验中小鼠的皮质5-HT指标水平，改善慢性心理应激反应，使小鼠的不动时间有效减短。

规格与用法用量：每100丸重6g。口服。一次6克，一日2次。

注意事项：①忌生冷及油腻、难消化的食物。②服药期间要保持情绪乐观，切忌生气恼怒。③有高血压病、心脏病、肝病、糖尿病、肾病等慢性病病情严重者应在医生指导下服用。④平素月经正常，突然出现经量过多、经期延长，或月经过少、经期错后，或阴道不规则出血者应去医院就诊。

3. 湿热内蕴证

三九胃泰颗粒（《中华人民共和国药典》）。

药物成分：三叉苦、黄芩、九里香、两面针、木香、茯苓、白芍、地黄。

功能主治：清热燥湿，行气活血，柔肝止痛。

临床应用：湿热内蕴、气滞血瘀所致的胃痛，症见脘腹隐痛、饱胀反酸、恶心呕吐、胃脘嘈杂、纳减；浅表性胃炎见上述证候者。

药理作用：①抗溃疡作用：可显著降低大鼠胃蛋白酶活力，增强血清中超氧化物歧化酶（SOD）的活力，同时抑制乙醇致大鼠胃黏膜损伤，具有显著的抗胃溃疡作用。②修复黏膜损伤：能促进损伤胃黏膜中基因*c-jun*及*c-met*的表达，*c-jun*及*c-met*参与并促进损伤胃黏膜上皮细胞增殖过程，这可能也是三九胃泰颗粒能促进无水乙醇所致急性胃黏膜损伤修复的机制之一。

规格与用法用量：每袋装2.5g（无蔗糖）。开水冲服。一次1袋，一日2次。

注意事项：①忌食辛辣刺激性食物。②忌情绪激动或生闷气。

4. 气滞血瘀证

（1）荜铃胃痛颗粒（《验方》）。

药物成分：荜澄茄、延胡索、黄连等。

功能主治：行气活血，和胃止痛。

临床应用：气滞血瘀引起的胃脘痛及慢性浅表性胃炎有上述症状者。

药理作用：升高胃液pH值，抑制胃液酸度和总酸量，抑制胃蛋白酶活力，修复损伤和保护胃黏膜，对机体有明显的镇痛作用，对胃痛痉挛有解痉作用。

规格与用法用量：每袋装5g，开水冲服。一次5克，一日3次。

注意事项：①饮食宜清淡，忌食辛辣、生冷、油腻的食物。②忌情绪激动及生闷气。③不宜在服药期间同时服用滋补性中药。

（2）荆花胃康胶丸（《验方》）。

药物成分：土荆芥、水团花。

功能主治：理气散寒，清热化瘀。

临床应用：寒热错杂证，气滞血瘀所致的胃脘胀闷、疼痛、嗳气、反酸、嘈杂、口苦；十二指肠溃疡见上述症状者。

药理作用：①对急慢性胃溃疡模型大鼠有治疗作用：土荆芥原料药可下调耐药幽门螺杆菌外排泵*hefABC*基因的表达，可能是其对耐药幽门螺杆菌产生抑制杀灭作用的分子机制。②对离体胃肠道平滑肌有抑制作用。③体外实验表明，本药对幽门螺杆菌有抑制作用。④促进胃黏膜修复：对乙醇所致的大鼠胃黏膜损伤有较好的修复作用，其机制可能与增加PGE_2和EGF有关，从而抑制胃酸分泌，增加胃黏膜血流量，刺激胃黏液的分泌，促进上皮修复。

规格与用法用量：每粒装80mg。饭前服用，一次2粒，一日3次。

注意事项：①过敏体质及对本品过敏者不宜服用。②孕妇忌服。

（3）元胡止痛片（《中华人民共和国药典》）。

药物成分：白芷、延胡索。

功能主治：理气，活血，止痛。

临床应用：气滞血瘀的胃痛，胁痛，头痛及痛经等。可作为止痛药，用于治疗各种内脏疼痛，对痉挛性或非痉挛性疼痛有较好的止痛效果。

药理作用：实验研究表明本药有镇痛、镇静、催眠、抗溃疡、抑制胃酸分泌等作用。其作用机制可能与其主成分延胡索乙素和欧前胡素促进胃溃疡黏膜愈合，以及上调乙酰胆碱酯酶活力、下调乙酰胆碱、降低H^+-K^+-ATP酶和抑制胃酸等有关。其中延胡索乙素和欧前胡素极有可能是元胡止痛片治疗溃疡型胃痛的有效成分。

规格与用法用量：糖衣片，片心重0.25g。口服，一次4～6片，一日3次；或遵医嘱服用。

注意事项：忌食生冷食物。本品不宜用于虚证痛经。服药中如出现皮疹，胸闷，憋气等过敏症状应立即停药去医院就诊。

5. 脾胃虚弱证

（1）参苓白术散/颗粒（《太平惠民和剂局方》）。

药物成分：白扁豆、白术、茯苓、甘草、桔梗、莲子、人参、砂仁、山药、薏苡仁。

功能主治：健脾益气。

临床应用：脾胃虚弱，食少便溏，气短咳嗽，肢倦乏力。

药理作用：①可对抗疲劳、提高机体抗寒冷能力及耐缺氧能力。

②肠道免疫调节作用：可改善肠道黏膜的通透性，提高肠道黏膜屏障功能；可提高肠道黏膜Treg细胞的数量和功能，有效发挥肠道免疫调节作用。③肠道黏膜修复作用：可增加抑炎因子，减少促炎因子，减少炎症细胞浸润，减轻肠组织局部炎症反应，促进组织修复及保护肠黏膜；可调节肠道菌群，增加优势菌种，恢复肠道菌群平衡状态；可清除氧自由基及脂质过氧化物，促进肠黏膜修复。④改善肠道动力紊乱：可调节结肠有关通道，如平滑肌上钙池调控钙离子通道（SOC）介导的Ca^{2+}内流，上调瞬时受体电位阳离子通道1（TRPC1）的表达，改善肠道动力紊乱。

规格与用法用量：散剂，每袋装6g。口服。一次6～9g，一日2～3次。颗粒，每袋装6g。开水冲服。一次1袋，一日3次。

注意事项：①泄泻兼有大便不通畅，肛门有下坠感者忌服。②服本药时不宜同时服用藜芦、五灵脂、皂荚或其制剂。③不宜喝茶和吃萝卜，以免影响药效。④不宜和感冒类药同时服用。⑤高血压、心脏病、肾病、糖尿病患者及孕妇应在医生指导下服用。⑥本品宜饭前服用或与食物同时服用。

（2）补中益气丸/合剂/颗粒/口服液（《脾胃论》）。

药物成分：黄芪、党参、甘草、白术、当归、升麻、柴胡、陈皮。

功能主治：补中益气，升阳举陷。

临床应用：脾胃虚弱、中气下陷所致泄泻、脱肛、阴挺，症见体倦乏力、食少腹胀、便溏久泻、肛门下坠或脱肛、子宫脱垂。

药理作用：补中益气丸具有调节胃肠功能，影响消化液分泌，促进代谢，提高细胞免疫功能，兴奋子宫，增强心肌收缩力，抗肿瘤，抗突变等作用。

用法用量：丸剂，口服，小蜜丸一次9g，大蜜丸一次1丸，1日2～3次；合剂，口服，一次10～15ml，1日2～3次；颗粒剂，口服，一次1

袋，1日2～3次；口服液，口服，一次1支，1日2～3次。

注意事项：①阴虚发热者，感冒发热者，暴饮暴食、脘腹胀满实证者及命门火衰、虚寒或湿热泻痢者均不宜服用。②服药期间忌食辛辣、生冷、油腻等不易消化的食物。③忌与感冒类药，藜芦或其制剂同时服用。④儿童、孕妇、哺乳期妇女及有高血压病、心脏病、肝病、糖尿病、肾病等慢性病病情严重者应在医生指导下服用。⑤服药期间若出现头痛、头晕、复视等，或皮疹、面红，以及血压有上升趋势，应立即停药。

（3）健脾丸（《医方集解》）。

药物成分：党参、白术（炒）、陈皮、枳实（炒）、山楂（炒）、麦芽（炒）。

功能主治：健脾开胃。

临床应用：脾胃虚弱，脘腹胀满，食少便溏。

药理作用：脾虚证与大鼠中枢单胺类神经递质的含量有密切联系，而健脾丸可通过改善中枢单胺类神经递质含量达到健脾的目的。

规格与用法用量：大蜜丸每丸重9g；水丸每8丸相当于原生药3g。口服。大蜜丸，一次1丸，一日2次；水丸，一次8丸，一日3次。

注意事项：饮食宜清淡，忌酒及辛辣、生冷、油腻食物。

（4）猴头菌片（《验方》）。

药物成分：猴头菌丝体。

功能主治：养胃和中。

临床应用：慢性浅表性胃炎引起的胃痛。

药理作用：对小鼠肠道菌群有明显调节作用，通过促进乳酸菌、双歧杆菌增殖，间接对胃肠道黏膜起保护作用。对大鼠慢性胃溃疡有明显的保护作用。

规格与用法用量：每片重0.26克。口服，一次3～4片，一日3次。

注意事项：①饮食宜清淡，忌酒及辛辣、生冷、油腻食物；②忌愤怒、忧郁，保持心情舒畅。

6. 脾虚气滞 / 湿困证

（1）胃乃安胶囊（《中华人民共和国药典》）。

药物成分：黄芪、三七、红参、珍珠层粉、人工牛黄。

功能主治：补气健脾，活血止痛。

临床应用：脾胃气虚，瘀血阻滞所致胃痛，症见胃脘隐痛或刺痛、纳呆食少；慢性胃炎见上述症状者。

药理作用：可明显逆转主细胞、壁细胞的超微结构损伤性改变，有显著抗损伤作用；可降低胃组织丙二醛（MDA）含量，提升超氧化物歧化酶（SOD）活性，可明显降低胃黏膜的自由基水平。

规格与用法用量：每粒装0.3g。口服。一次4粒，一日3次。

注意事项：①不适用于肝郁气滞，主要表现为急躁易怒，两胁作胀、嗳气的患者。②不适用于脾胃阴虚，主要表现为口干、舌红少津、大便干的患者。③服药期间不宜同时服用藜芦、五灵脂、皂荚或其制剂；不宜喝茶和吃萝卜，以免影响药效。④孕妇慎用。

（2）香砂六君丸（《古今名医方论》）。

药物成分：木香、砂仁、党参、炒白术、茯苓、陈皮、姜半夏、炙甘草。

功能主治：益气健脾，和胃。

临床应用：脾虚气滞，消化不良，嗳气食少，脘腹胀满，大便溏泄。

药理作用：能明显抑制小鼠小肠推进运动，对新斯的明引起的小鼠小肠推进运动亢进有明显的抑制作用。亦有明显的减慢胃排空作用，对组织胺所致肠管的收缩有明显的拮抗作用。这可能与方中的党参具有抗乙酰胆碱作用，对胃肠运动产生抑制有关。

规格与用法用量：每100粒重6克。口服，一次6～9克，一日2～3次。

注意事项：①饮食宜清淡，忌酒及辛辣、生冷、油腻食物。②有高血压病、心脏病、肝病、糖尿病、肾病等慢性病病情严重者应在医生指导下服用。③儿童、孕妇、哺乳期妇女、年老体弱者应在医生指导下服用。

（3）香砂理中丸（《医学传灯》）。

药物成分：党参、干姜、木香、白术（土炒）、砂仁、甘草（蜜炙）。

功能主治：健脾和胃，温中行气。

临床应用：脾胃虚寒，气滞腹痛，反胃，泄泻。

药理作用：主要有抗消化性溃疡，改善胃肠运动，提高中枢神经系统兴奋性，提高免疫功能，调节肾上腺皮质功能，促进骨髓造血功能，提高基础代谢等作用。

规格与用法用量：每丸重9g。口服，一次1丸，一日2次。

注意事项：①孕妇慎用。②服药3天症状未改善，或症状加重，或出现新的症状者，应立即停药并去医院就诊。③有慢性结肠炎、溃疡性结肠炎脓血便等慢性病史者，应在医生指导下使用。

（4）木香顺气丸（《古今医鉴》）。

药物成分：木香、砂仁、香附（醋制）、槟榔、甘草、陈皮、厚朴（制）、枳壳（炒）、苍术（炒）、青皮（炒）、生姜。

功能主治：行气化湿，健脾和胃。

临床应用：湿浊中阻、脾胃不和所致胸膈痞闷、脘腹胀痛、呕吐恶心、嗳气纳呆。

药理作用：可通过促进患者胃肠动力、调控血清胃肠激素水平，明显降低胃动过缓率、升高血清胃泌素及胃动素含量，从而改善胃肠消化功能。

规格与用法用量：每袋装6g，口服。一次6～9克，一日2～3次。

注意事项：①本药宜空腹用温开水送服。②本药由香燥之品组成，口干舌燥，手心足心发热的阴液亏损者慎用。③本药对气机郁滞、肝气犯胃所致胃痛窜走者效果好，不适用于其他证候的胃痛。

（5）陈香露白露片（《验方》）。

药物成分：甘草、次硝酸铋、陈皮、碳酸镁、川木香、氧化镁、大黄、碳酸氢钠、石菖蒲。

功能主治：健胃和中，理气止痛。

临床应用：胃溃疡、糜烂性胃炎，胃酸过多，急性、慢性胃炎，肠胃神经官能症和十二指肠炎等。

药理作用：对胃酸的分泌无明显影响，其产生的作用可能与所含中药成分具有抗炎作用，对胃黏膜有保护作用，以及所含次硝酸铋的收敛作用有关。

规格与用法用量：每片重0.5g，口服，一次3～5片，一日3次。

注意事项：①孕妇、哺乳期妇女禁用。②不宜在服药期间同时服用滋补性中药。③胃阴虚者不适用。④本品含次硝酸铋、碳酸镁、氧化镁、碳酸氢钠。服用本品期间不得服用其他铋制剂，且本品不宜长期大量服用。

（6）胃复春片（《中华人民共和国药典》）。

药物成分：红参，香茶菜，麸炒枳壳。

功能主治：健脾益气，活血解毒。

临床应用：胃癌癌前病变、胃癌手术后辅助治疗、慢性浅表性胃炎属脾胃虚弱证者。

药理作用：本品给大鼠灌胃能减轻致癌物质N-甲基-N-硝基-N-亚硝基胍对胃黏膜的刺激，减少胃癌癌前病变的发展；长期给药，对致癌物质诱发造成的胃癌有抑制作用；可抑制幽门螺杆菌；减少醋酸致小鼠扭体次数；增加大鼠胃液分泌量，对胃蛋白酶活性无明显影响。

规格与用法用量：每片重0.36g。口服。一次4片，一日3次。

注意事项：孕妇忌服。对本品任何成分过敏者禁用。

（7）摩罗丹（《验方》）。

药物成分：百合、茯苓、玄参、乌药、泽泻、麦冬、当归、白术、茵陈、白芍、石斛、九节菖蒲、川芎、三七、地榆、延胡索、蒲黄、鸡内金。

功能主治：和胃降逆，健脾消胀，通络定痛。

临床应用：胃疼，胀满，痞闷，纳呆，嗳气，烧心等。

药理作用：动物试验结果提示，本品灌胃给药可促进正常小鼠小肠蠕动，十二指肠给药可增强正常家兔胃肠张力；对乙醇和脱氧胆酸钠一次灌胃造模的大鼠胃炎模型可增加胃液分泌量、降低胃液酸度，提高血清胃泌素水平、降低胃蛋白酶活性。

规格与用法用量：每丸重9g，口服，一次1～2丸，一日3次，饭前用米汤或温开水送服。

注意事项：咀嚼服用，忌整丸吞服。服药期间饮食宜清淡，忌烟、酒及辛辣、生冷、油腻食物。

（8）枳术宽中胶囊（《验方》）。

药物成分：白术（炒）、枳实、柴胡、山楂。

功能主治：健脾和胃，理气消痞。

临床应用：胃痞（脾虚气滞），症见呕吐、反胃、纳呆、反酸，以及功能性消化不良见以上症状者。

药理作用：临床前动物实验结果提示，本品能促进正常及阿托品处理小鼠的胃排空；增加大鼠胃液酸度和胃蛋白酶活性；加快正常及阿托品处理小鼠的小肠推进运动。此外，本品还有一定的镇痛作用。

规格与用法用量：每粒装0.43g，口服。一次3粒，一日3次。

注意事项：服药后偶见胃痛或大便次数增多。

（9）健胃消食片（《中华人民共和国药典》）。

药物成分：太子参、山药、山楂、陈皮、麦芽。

功能主治：健胃消食。

临床应用：脾胃虚弱所致食积，症见不思饮食，嗳腐酸臭，脘腹胀满者。

药理作用：能明显增加小鼠腹腔吞噬细胞的吞噬指数和吞噬百分比，增加小鼠对绵羊红细胞（SRBC）抗体的生成和T淋巴细胞E花结形成率；亦能明显增加大鼠胃液总量、总酸度及总酸排出量。该药能提高脾虚小鼠耐疲劳、抗缺氧的能力和正常小鼠的免疫功能，促进大鼠胃液分泌和提高其酸度。因此，其具有抗应激、提高免疫功能和助消化的作用。

规格与用法用量：每片重0.5g。口服或嚼服。成人一次4～6片，小儿用量酌减。

注意事项：忌食生冷、辛辣食物。

7. 寒凝气滞证

（1）良附丸（《良方集腋》）。

药物成分：高良姜、香附（醋制）。

功能主治：温胃理气。

临床应用：寒凝气滞，脘痛吐酸，胸腹胀满。临床主要用于慢性胃炎、胃及十二指肠溃疡、痛经、盆腔炎、子宫内膜异位症属寒凝气滞者。

药理作用：对束缚–水浸应激型胃溃疡防治效果明显，该胃溃疡模型类似中医寒邪客胃型胃脘痛，其防治效果明显可能与良附丸具有祛寒作用有关。

规格与用法用量：每袋装6g。口服。一次3～6克，一日2次。

注意事项：忌寒凉。阴虚津少、出血者及肝郁有火而胃阴不足、舌质红绛的胃痛者不宜服用。

（2）胃气痛片（《验方》）。

药物成分：乌药、青皮、五灵脂（炒）、白芍（炒）、香附（制）、郁金、肉桂、高良姜、丁香、木香等13味。

功能主治：理气，和胃，止痛。

临床应用：胃脘疼痛，胸腹胀满，呕吐酸水，消化不良。

规格与用法用量：每片重0.4g，口服，一次5片，一日2次。

注意事项：①不适用于脾胃阴虚，主要表现为口干、舌红少津、大便干。②不适用于肝肾阴虚，主要表现为口干，急躁易怒，头晕，血压高。③本品不宜久服，服药3天后症状无好转或有加重者，应立即停药并到医院就诊。④不宜与含有人参成分的药物同时服用。

8. 脾胃虚寒证

（1）香砂理中丸（《医学传灯》）。

详见前文“脾虚气滞/湿困证”部分。

（2）温胃舒胶囊（《中华人民共和国药典》）。

药物成分：党参、附子（制）、黄芪（炙）、肉桂、山药、肉苁蓉（制）、白术（炒）、山楂（炒）、乌梅、砂仁、陈皮、补骨脂。

功能主治：温中养胃，行气止痛。

临床应用：中焦虚寒所致胃痛，症见胃脘冷痛、腹胀、嗳气、纳差食少、畏寒无力；慢性萎缩性胃炎、浅表性胃炎见上述症状者。

药理作用：能提高实验性慢性胃炎模型大鼠血清一氧化氮、一氧化氮合成酶、胃泌素水平，胃黏膜前列腺素E_2的含量，对慢性胃炎有一定的治疗作用；能降低大鼠胃液pH值，提高胃液酸度，提高胃蛋白酶含量，并能改善模型大鼠胃黏膜的病理组织学变化。

规格与用法用量：每粒装0.4g。口服，一次3粒，一日2次。

注意事项：①胃大出血时禁用。②孕妇禁用。③胃脘灼热疼痛、重度胃痛者应在医生指导下服用。

（3）小建中胶囊/颗粒（《伤寒论》）。

药物成分：桂枝、白芍、甘草、生姜、大枣。

功能主治：温中补虚，缓急止痛。

临床应用：脾胃虚寒，脘腹疼痛，喜温喜按，嘈杂吞酸，食少心悸及腹泻与便秘交替的慢性结肠炎，胃及十二指肠溃疡。

药理作用：①大白鼠实验性结肠炎治疗作用观察显示小建中颗粒对绝大部分溃疡具消炎、促进愈合作用。②小建中颗粒对离体兔肠肌频率和幅度有明显抑制作用，并呈明显的量效关系。③对乙酰胆碱诱导痉挛的兔肠有恢复作用。

规格与用法用量：胶囊：每粒装0.4g。口服，一次2～3粒，一日3次。颗粒：每袋装15g，口服，一次15g，一日3次。

注意事项：①孕妇忌服。②忌食生冷、油腻、不易消化的食物。③不适用于脾胃阴虚，主要表现为口干，舌红少津，大便干。④外感风热表证未除的患者及脾胃湿热或有明显胃肠道出血症状者不宜服用。⑤不适用于肝肾阴虚，主要表现为口干、急躁易怒、头晕、血压高。⑥按照用法用量服用，小儿、年老体弱者应在医生指导下服用。⑦对本品过敏者禁用，过敏体质者慎用。⑧本品性状发生改变时禁止服用。⑨儿童必须在成人监护下使用。⑩请将本品放在儿童不能接触的地方。

（4）附子理中丸（《太平惠民和剂局方》）。

药物成分：附子（制）、党参、干姜、甘草、白术（炒）。

功能主治：温中健脾。

临床应用：脾胃虚寒，脘腹冷痛，呕吐泄泻，手足不温。

药理作用：能增强小鼠的耐寒能力，对醋酸引起的小鼠腹痛有显著的镇痛作用；还可明显拮抗肾上腺素和乙酰胆碱对家兔离体肠管的作用，对离体肠管的运动状态有双向调节作用，即明显拮抗肾上腺素引起的回肠运动抑制和乙酰胆碱引起的回肠痉挛。

规格与用法用量：水蜜丸每袋装6g，大蜜丸每丸重9g。口服。水蜜丸一次6g，大蜜丸一次1丸，一日2～3次。

注意事项：孕妇慎用。本品不适合急性肠胃炎、泄泻兼有大便不爽、肛门灼热者。

9. 气阴两虚证

（1）养胃舒胶囊/颗粒（《验方》）。

药物成分：党参、陈皮、黄精（蒸）、山药、玄参、乌梅、山楂、北沙参、干姜、菟丝子、白术（炒）。

功能主治：滋阴养胃。

临床应用：慢性胃炎引起的胃脘灼热、隐隐作痛，手足心热，口干、口苦，纳差，消瘦等。

药理作用：现代药理研究发现，养胃舒胶囊联合奥美拉唑肠溶胶囊能改善炎性因子和氧化应激因子水平。

规格与用法用量：胶囊，每粒装0.4g。口服，一次3粒，一日2次。颗粒，每袋装10g，开水冲服，一次1～2袋，一日2次。

注意事项：①孕妇慎用。②湿热胃痛及重度胃痛者应在医生指导下服用。③儿童及年老体虚患者应在医生指导下服用。④服本药3天症状未改善，应停止服用，并去医院就诊。⑤对本品过敏者禁用，过敏体质者慎用。⑥本品性状发生改变时禁止服用。⑦儿童必须在成人监护下使用。⑧请将本品放在儿童不能接触的地方。⑨如正在使用其他药品，使用本品前请咨询医生或药师。

（2）阴虚胃痛颗粒/胶囊（《中华人民共和国药典》）。

药物成分：北沙参、麦冬、石斛、川楝子、玉竹、白芍、甘草（炙）。

功能主治：养阴益胃，缓急止痛。

临床应用：胃阴不足引起的胃脘灼痛，口干舌燥，纳呆，干呕，慢性胃炎见上述症状者。

规格与用法用量：颗粒：每袋装10g。开水冲服，一次10g，一日3次。胶囊：每粒装0.38g。口服，一次4粒，一日3次。

注意事项：①忌食辛辣、生冷、油腻食物。②不适用于虚寒胃痛者。③有高血压、心脏病、肝病、肾病、糖尿病等慢性病病情严重者应在医生指导下服用。

10. 寒热错杂证

荆花胃康胶丸（《验方》）。

药物成分：土荆芥、水团花。

功能主治：理气散寒，清热化瘀。

临床应用：寒热错杂、气滞血瘀所致胃脘胀闷、疼痛、嗳气、反酸、嘈杂、口苦；十二指肠溃疡见上述症状者。

药理作用：对急慢性胃溃疡模型大鼠有治疗作用。对离体胃肠道平滑肌有抑制作用。体外实验表明，其对幽门螺杆菌有抑制作用。

规格与用法用量：每粒装80mg。饭前服，一次2粒，一日3次。

注意事项：过敏体质及对本品过敏者不宜服用。孕妇忌服。

（二）服用中成药的注意事项

（1）应当遵照医嘱服药。有时医生的医嘱用量并不一定与药品说明书完全一致，医嘱是医生根据患者的病情制订的，如有不明白之处，应向医生咨询，以消除疑虑。

（2）大部分中成药都是非处方药物，可以在药店买到。如果自行购买中成药服用，服用前一定要认真阅读药品说明书，了解该药的作用、用法与用量。

（3）服药期间的饮食宜清淡、平和、易于消化。忌食辛辣、生冷、油腻食物。不要进食大温大热及过于寒凉的食物。

（4）服药期间应注意调整情绪，忌情绪激动及生闷气，以利于药物的消化吸收。

（5）不宜在服药期间同时服用与所服用药物药性相反的食物，以免消减药性，导致所服用药物所起作用受限。如有不明之处应当咨询医生。

（6）虽然中成药的不良反应一般较少，但不同的药物都可能存在一些不良反应。服用前一定要阅读药品说明书，了解该药可能出现的不良反应。在服药的过程中如果出现比较严重的不良反应，应当立即停止服药，并到医院就诊。如果对于该药的不良反应不清楚，使用该药前应当咨询医生或药师。

（7）如果除了患有慢性胃炎，还有其他脏器疾病，在服用药物前应当得到医生的指导，以免由于药物的其他作用影响其他脏器。

（8）若由于上腹部不适，认为可能患了慢性胃炎，自行服用中成药治疗的，如果服药后（一般3天左右）症状无缓解，这时可能的原因有：

一，所患的可能不是慢性胃炎，因此药不对症。二，即使所患的是慢性胃炎，但服用的药物不适合。不论是哪一种原因，都应该去医院就诊，以免延误病情。

（9）儿童、年老体弱者应在医生指导下服用。

（10）过敏体质者慎重服用中成药。

（11）药品性状发生改变时禁止服用。

（12）儿童必须在成人监护下使用中成药。药品应当放在儿童不能接触的地方。

（13）如果正在服用其他药物，使用前请咨询医生或药师。

【参考文献】

[1]中国中西医结合学会消化系统疾病专业委员会.慢性非萎缩性胃炎中西医结合诊疗共识意见（2017年）[J].中国中西医结合消化杂志，2018，26（1）：1–8.

[2]中国中西医结合学会消化系统疾病专业委员会.慢性萎缩性胃炎中西医结合诊疗共识意见（2017年）[J].中国中西医结合消化杂志，2018，26（2）：121–131.

[3]李兵，肖国辉，冯雯，等.柴芍胃炎颗粒对胃溃疡大鼠黏膜细胞因子的影响[J].实用中医药杂志，2015，31（12）：1086–1088.

[4]赵龙，喻玉，李丽，等.柴芍胃炎颗粒对功能性消化不良模型大鼠血浆胃动素与胃泌素的影响[J].泸州医学院学报，2013，36（5）：447–450.

[5]刘志清，艾耀伟.胃苏颗粒联合三联疗法对慢性胃炎患者血清炎症因子的影响[J].湖北中医药大学学报，2017，19（4）：24–27.

[6]廖振荣，梁小波.胃苏颗粒治疗消化性溃疡的临床疗效及其机制探

讨[J].中国实用医药，2008，3（35）：25–27.

[7]姚东，孟宪生，潘英，等.气滞胃痛颗粒镇痛作用研究及机制初探[J].中成药，2012，34（3）：556–558.

[8]韩凌，李坤，潘英，等.气滞胃痛颗粒的药效学研究[J].中国药房，2010，21（35）：3285–3287.

[9]孙方圆.气滞胃痛颗粒治疗功能性消化不良的脑肠轴机制研究[D].天津：天津医科大学，2017.

[10]于婷，王帅，孟宪生，等.气滞胃痛颗粒防治反流性胃炎的药效及作用机制初步研究[J].中药材，2015，38（9）：1933–1936.

[11]郑婷婷，叶蔚，叶斌，等.越鞠丸加味对反流性食管炎大鼠食管黏膜PCNA、p53、CyclinD1表达的影响[J].中国中医药科技，2018，25（2）：184–187.

[12]郝志民.新加越鞠丸对非酒精性脂肪肝大鼠作用机理的实验研究[D].青岛：青岛大学，2013.

[13]马瑶，周童，张海楼，等.越鞠丸对皮质酮模型小鼠抑郁样行为和神经新生的影响[J].中国药理学通报，2019，35（2）：283–288.

[14]周淑芳，刘燕.逍遥丸对兔肠平滑肌作用的研究[J].河北中医，2006，28（2）：144–145.

[15]乐爱文，申旋，单莉莉，等.逍遥丸合六味地黄丸对原因不明月经过少子宫内膜细胞ER、VEGF和KDR表达影响[J].生物学杂志，2012，29（3）：48–50.

[16]李盛延，李昌英.艾司西酞普兰合并逍遥丸治疗产后抑郁症的临床对照研究[J].青海医药杂志，2016，46（6）：71–73.

[17]黄忠远，杨军平，邱丽瑛.逍遥丸对慢性心理应激小鼠免疫系统的影响[J].江西中医学院学报，2007，19（6）：68–69.

[18]郭晟，张俊明，郑国安，等.达立通颗粒治疗功能性消化不良作用机理研究[J].中国药物评价，2018，35（3）：183-189.

[19]张金华，李琦.左金丸抗肿瘤机制的研究进展[J].长春中医药大学学报，2018，34（3）：609-612.

[20]龚来觐，李鹤. 左金丸抗溃疡活性部位筛选与作用机制研究[J].浙江中医杂志，2017，52（11）：850-851.

[21]华晓东，芮菁，任变文.左金丸对胃肠道的调节作用[J].药物评价研究，2017，40（2）：190-195.

[22]彭鹏，常柳祎，王进海，等.疏肝健脾法改善功能性胃肠病内脏敏感性及其机制的实验研究[J].北京中医药大学学报，2013，36（9）：617-621，封3.

[23]崔华恩.加味逍遥丸的临床应用[J/OL].临床检验杂志（电子版），2018，7（2）：358-359.

[24]张万岱，姚永莉.三九胃泰颗粒对大鼠急性胃粘膜损伤的修复作用[J].中国中西医结合消化杂志，2002，10（3）：148-150.

[25]刘敏.荜铃胃痛颗粒的基础研究及临床应用[J].中国中西医结合消化杂志，2018，26（7）：553-556.

[26]张学智，杨国生，李宁，等.荆花胃康胶丸对胃溃疡大鼠黏膜组织表皮生长因子和碱性成纤维细胞生长因子含量的影响[J].中医杂志，2009，50（6）：547-549.

[27]邱鹏程.元胡止痛片治疗溃疡型胃痛的物效机制[D].西安：第四军医大学，2013.

[28]陈明冰，谢胜，戴文杰，等.参苓白术散在消化系统疾病中的应用及机制研究进展[J].辽宁中医药大学学报，2018，20（10）：164-166.

[29]靳瑾，龙伟，沈秀，等.补中益气丸对大鼠的补益功效的实验研究

[J].中医杂志，2013，54（24）：2135–2139.

[30]郭德玉，吴犀翎，田欣，等.健脾丸对脾虚大鼠大脑5–羟色胺、多巴胺的影响[J].山东中医杂志，2012，31（12）：893–895.

[31]林传权.胃乃安新制剂提取分离工艺研究及抗胃黏膜损伤机制初探[D].广州：广州中医药大学，2011.

[32]徐蕾.香砂六君子汤治疗脾虚气滞型FD临床研究及其主药人参的作用机制探讨[D].广州：广州中医药大学，2011.

[33]蔡威，陈文莉，付会玲.木香顺气丸对尿毒症前期患者消化功能紊乱的影响及机制研究[J].中国中西医结合杂志，2017，37（1）：34–38.

[34]丁紫薇.摩罗丹药理作用及临床应用的研究进展[J].中国药物经济学，2018，13（9）：127–129.

[35]杨继成，华新农，许惠琴，等.健胃消食片的药理实验研究[J].南京中医药大学学报（自然科学版），2001，17（2）：104–106.

[36]马平平，毕珺辉，徐丹，等.良附丸对4种实验性胃溃疡模型大鼠的防治效果[J].中医药信息，2018，35（5）：9–12.

[37]张良，袁冬平，方泰惠，等.温胃舒胶囊对大鼠实验性慢性胃炎模型治疗作用机制研究[J].现代中药研究与实践，2008，22（5）：29–34.

[38]李东安，王普民，贾冬，等.附子理中丸的药理作用研究[J].中成药，1990，12（5）：25–26.

[39]权晓燕，李艳玲，赵晓红.养胃舒胶囊联合奥美拉唑治疗慢性胃炎的疗效观察[J].现代药物与临床，2018，33（6）：1406–1409.

四、治疗慢性胃炎的常用中药

（一）清热药

1. 知母

药用部分：单子叶植物百合科知母的干燥根茎。

别名：蚳母，连母，野蓼，地参。

性味归经：苦，甘，寒。归肺、胃、肾经。

功效：清热泻火，滋阴润燥。

主治：外感热病，高热烦渴，肺热燥咳，骨蒸潮热，内热消渴，肠燥便秘。

用法用量：煎服，6～12g。

药理研究：化学成分主要为根茎中的总皂苷、胆碱、烟酰胺、鞣酸、烟酸及知母多糖。具有以下作用：

（1）抗病原微生物作用：在体外对痢疾杆菌、伤寒杆菌、副伤寒杆菌、霍乱弧菌、大肠杆菌、变形杆菌、铜绿假单胞菌等革兰阴性菌及葡萄球菌、溶血性链球菌、肺炎双球菌、百日咳杆菌等革兰阳性菌均有较强抗菌作用，也对某些常见的致病性皮肤癣菌表现出较强的抗菌作用。从知母中提得的一种水溶性皂苷，对结核杆菌及白色念珠菌有较强的抑制作用；从知母中提得的另一种黄酮结晶，亦有抑制结核杆菌作用。

（2）解热作用。

（3）减轻糖皮质激素的不良反应。

（4）降血糖作用。

（5）抗肿瘤作用：知母皂苷在人肝癌移植裸鼠模型中有抑制肿瘤生长的作用，使其生存期延长；对治疗皮肤鳞癌、宫颈癌等也有较好的疗效且无不良反应。

（6）知母中所含的烟酸有维持皮肤与神经健康及促进消化道功能的作用。

（7）抑制血小板聚集。

（8）抑制Na^+–K^+–ATP酶活性。

注意事项：本品性寒质润，有滑肠作用，故脾胃虚寒、大便溏泄者忌服。

2. 黄连

药用部分：毛茛科植物黄连、三角叶黄连及云南黄连的干燥根茎。

别名：味连，川连，鸡爪连。

性味归经：苦，寒。归心、脾、胃、肝、胆、大肠经。

功效：清热燥湿，泻火解毒。

主治：湿热痞满，呕吐吞酸，泻痢，黄疸，高热神昏，心火亢盛，心烦不寐，心悸不宁，血热吐衄，目赤，牙痛，消渴，痈肿疔疮；外治湿疹，湿疮，耳道流脓。

酒黄连善清上焦火，用于目赤，口疮。

姜黄连清胃和胃止呕，用于寒热互结，湿热中阻，痞满呕吐。

萸黄连疏肝和胃止呕，用于肝胃不和，呕吐吞酸。

用法用量：煎服，2～5g。外用适量。

药理研究：化学成分主要有异喹啉类生物碱、黄柏酮、黄柏内酯、阿魏酸、绿原酸等。主要的有效成分是小檗碱。具有以下作用：

（1）抗病原微生物作用：黄连中小檗碱具有广谱抗菌的作用，对多种细菌及真菌都有抑制或杀灭作用。

（2）对心血管系统作用：抗心律失常，保护缺血心肌，治疗心力衰竭，降血压。

（3）调节机体免疫力。

（4）降血糖作用。

（5）解热作用：可通过抑制中枢发热介质的生成或释放发挥解热作用。

（6）抗肿瘤作用：黄连抗鼻咽癌的作用主要与其细胞毒作用有关，而盐酸小檗碱抗胃癌的作用与其促进癌细胞分化有关。

（7）抗炎作用：盐酸小檗碱对急、慢性炎症均有抑制作用。

（8）抗氧化作用。

（9）镇静催眠。

（10）抗细菌毒素、抗腹泻：黄连中盐酸小檗碱能够对抗多种病原微生物的毒素，提高机体对细菌内毒素的耐受能力。

注意事项：本品大寒，过量久服易伤脾胃，脾胃虚寒者忌用。本品苦燥，易伤阴津，阴虚津伤者慎用。

3. 黄芩

药用部分：唇形科植物黄芩的干燥根。

别名：土金茶根。

性味归经：苦，寒。归肺、胆、脾、大肠、小肠经。

功效：清热燥湿，泻火解毒，止血，安胎。

主治：湿温、暑湿，胸闷呕恶，湿热痞满，泻痢，黄疸，肺热咳嗽，高热烦渴，血热吐衄，痈肿疮毒，胎动不安。

用法用量：煎服，3～10g。

药理研究：化学成分主要含黄酮类化合物，另外还含β-谷甾醇、菜油甾醇及豆甾醇。具有以下作用：

（1）抗菌、抗病毒作用：黄芩属于一种广谱抗菌药物，抗菌范围较广。黄芩能明显抑制金黄色葡萄球菌、大肠杆菌等17种细菌，但抗菌效果多体现为体外抗菌。研究表明，黄芩中提取的有效成分可降低柯萨奇病毒的毒性。

（2）抗炎：黄芩提取物会抑制机体脂质过氧化物的生成，减少炎性介质的活动进而产生抗炎作用。

（3）抑制心脑血管疾病的作用：黄芩的茎叶能保护机体的神经功能，其主要作用机制是黄芩茎叶中的黄酮会作用于人体血管，进而促进并保护患者的血液循环，缓解心脑血管脑水肿。此外，黄酮成分还能保护人体神经功能，避免海马区微血管、血–脑脊液屏障等部位受损。

（4）抗过敏作用。

（5）抗脂和抗氧化作用：能大幅度降低氧化内皮细胞的损伤程度，保护机体血管内皮细胞。

（6）抗癌：能抑制宫颈癌、肺癌、肝癌等肿瘤疾病的发展，治疗有效率达50%以上。

注意事项：脾胃虚寒者不宜使用。

4. *石膏*

药用部分：硫酸盐类矿物硬石膏族石膏。

别名：细石，细理石，软石膏，寒水石，白虎。

性味归经：甘，辛，大寒。归肺、胃经。

功效：清热泻火，除烦止渴。

主治：外感热病，高热烦渴，肺热喘咳，胃火亢盛，头痛，牙痛。

用法用量：15 ~ 60g，先煎。

药理研究：主要成分为含水硫酸钙（$CaSO_4 \cdot 2H_2O$）。具有以下作用：

（1）解热作用：天然石膏的解热作用与其中含有的杂质有关，退热作用与主成分钙无关。

（2）解毒、镇痉、抗炎作用。

（3）对免疫的影响：石膏煎剂可使烧伤大鼠脾与腹腔巨噬细胞中的环磷酸腺苷含量增高，也可使血浆环磷酸腺苷及前列腺素E_2含量增高。对于烧伤大鼠，石膏煎剂尚可使T淋巴细胞数增加，淋转率也增高，并使腹腔巨噬细胞吞噬功能增强。

（4）收敛作用：煅石膏外用可收敛黏膜，减少分泌。

（5）抗病毒作用：研究表明石膏有降低乙型肝炎病毒脱氧核糖核酸含量的作用。

注意事项：脾胃虚寒及血虚、阴虚发热者忌服。

5. 栀子

药用部分：茜草科植物栀子的干燥成熟果实。

别名：黄栀子，黄果子，山栀子，红栀子。

性味归经：苦，寒。归心、肺、三焦经。

功效：泻火除烦，清热利湿，凉血解毒；外用消肿止痛。

主治：热病心烦，湿热黄疸，淋证涩痛，血热吐衄，目赤肿痛，火毒疮疡；外治扭挫伤痛。

用法用量：煎服，6~10g。外用生品适量，研末调敷。

药理研究：有效成分为栀子果实中的挥发油类化学成分，主成分为反-2，4癸二烯酸，其次是亚油酸和棕榈酸。具有以下作用：

（1）保肝利胆作用。

（2）降血糖作用。

（3）促进胰腺分泌作用。

（4）对胃功能的影响和泻下作用：对胃黏膜损伤具有明显的保护作用，另外也具有明显的泻下作用，且长期服用对胃肠蠕动有抑制作用。

（5）降压、调脂作用。

（6）抗炎作用：栀子苷能够通过上调Toll样受体4（TLR4）的表达来

发挥抗炎作用。

（7）抗氧化作用：能清除自由基DPPH，具有抗氧化作用。

（8）抗疲劳作用：栀子黄色素能够延长小鼠常压密闭抗缺氧时间。

（9）抗血栓作用：栀子苷可能通过抑制血小板聚集而起到抗血栓形成的作用。

注意事项：脾虚便溏者忌服。

6. 芦根

药用部分：禾本科植物芦苇的新鲜或干燥根茎。

别名：苇根，芦头。

性味归经：甘，寒。归肺、胃经。

功效：清热泻火，生津止渴，除烦，止呕，利尿。

主治：热病烦渴，肺热咳嗽，肺痈吐脓，胃热呕哕，热淋涩痛。

用法用量：15～30g；鲜品用量加位，或捣汁用。

药理研究：芦根主要含酚酸类成分：咖啡酸、龙胆酸；维生素成分，维生素B_1、维生素B_2、维生素C等；还含天冬酰胺及蛋白质、脂肪、多糖等。具有以下作用：

（1）保肝作用：芦根的保肝作用主要来自其多糖成分。

（2）抗氧化作用。

注意事项：脾胃虚寒者慎用。

7. 天花粉

药用部分：葫芦科植物栝楼或双边栝楼的干燥根。

别名：栝楼根，蒌根，白药，瑞雪，天瓜粉，花粉，栝蒌粉，蒌粉。

性味归经：甘，微苦，微寒。归肺、胃经。

功效：清热泻火，生津止渴，消肿排脓。

主治：热病烦渴，肺热燥咳，内热消渴，疮疡肿毒。

用法用量：煎服，10～15g。

药理研究：从鲜根汁中可分离出天花粉蛋白和多种氨基酸。具有以下作用：

（1）提高机体免疫功能。

（2）抗病毒作用：天花粉蛋白对病毒有抑制作用，可对乙型脑炎病毒、柯萨奇B组病毒、麻疹病毒、腮腺炎3型病毒、水疱性口炎病毒、乙型肝炎病毒产生明显的抑制作用。

（3）抗菌作用：研究表明，经过水煎的天花粉能不同程度地抑制肺炎球菌、白喉杆菌、溶血性链球菌、金黄色葡萄球菌、铜绿假单胞菌的生长，并且对伤寒杆菌有不同程度的抑制作用。

（4）抗炎作用：天花粉蛋白可以使IgM、B淋巴细胞和浆细胞的数量明显增多。

（5）降血糖作用。

（6）结晶天花粉蛋白用于终止妊娠。

注意事项：孕妇慎用；不宜与川乌、制川乌、草乌、制草乌、附子同用。

8. 黄柏

药用部分：芸香科植物黄皮树的干燥树皮。

别名：川黄柏。

性味归经：苦，寒。归肾、膀胱经。

功效：清热燥湿，泻火除蒸，解毒疗疮。

主治：湿热泻痢，黄疸尿赤，带下阴痒，热淋涩痛，脚气痿躄，骨蒸劳热，盗汗，遗精，疮疡肿毒，湿疹湿疮。盐黄柏滋阴降火，用于阴虚火旺，盗汗骨蒸。

用法用量：煎服，3～12g。外用适量。

药理研究：黄柏的主要化学成分为黄酮类和生物碱类，其中生物碱是黄柏的主要有效成分，且含量最高。具有以下作用：

（1）降血糖作用。

（2）对肠道作用：黄柏酮等有效成分能够使实验家兔的肠道振动幅度加大，同时收缩和松弛的情况也加强。

（3）降血压作用。

（4）抗菌作用：对大肠杆菌、痤疮丙酸杆菌、钝形马拉色菌、金黄色葡萄球菌、表皮葡萄球菌、肺炎球菌、枯草杆菌、铜绿假单胞菌、白葡萄球菌、甲及乙型链球菌、变形杆菌等均有明显的抑制作用。

（5）抗癌作用：研究发现黄柏对人胃癌细胞在光敏方面具有一定抑制效应，证明黄柏中存在的有效成分，对治疗癌症具有很好的效果。

（6）对免疫系统的作用：动物试验证实黄柏可抑制免疫反应，减轻炎症损伤。

（7）抗溃疡作用。

（8）抗氧化作用。

注意事项：本品苦寒伤胃，脾胃虚寒者忌用。

9. 连翘

药用部分：木犀科植物连翘的干燥果实。

别名：连壳，黄花条，黄链条花，黄奇丹，青翘，落翘。

性味归经：苦，微寒。归肺、心、小肠经。

功效：清热解毒，消肿散结，疏散风热。

主治：痈疽，瘰疬，乳痈，丹毒，风热感冒，温病初起，温热入营，高热烦渴，神昏发斑，热淋涩痛。

用法用量：煎服，6～15g。

药理研究：连翘中含有挥发油类、苯乙醇苷类、木脂素类、有机酸类和萜类等化合物，

挥发性油类成分是连翘发挥药理作用的主要物质之一。连翘挥发油包含有烯类、烷类、醇类、醛类、酯类等化合物。具有以下作用：

（1）抑菌作用：连翘挥发油具有广谱抗菌作用，对葡萄球菌、芽孢杆菌、大肠杆菌、铜绿假单胞菌、白色念珠菌、黑曲霉菌、酿酒酵母等具有抑制作用。

（2）抗氧化作用。

（3）抗病毒作用：对亚洲甲型流感病毒和Ⅰ型副流感病毒具有显著的抑制作用。

（4）解热、抗炎作用。

（5）抗肿瘤作用：其作用机制可能与环磷酰胺相似。

（6）杀虫、保鲜作用。

注意事项：

（1）脾胃虚弱、气虚发热、痈疽已溃、脓稀色淡者不宜用。

（2）《本草经疏》：痈疽已溃勿服，大热由于虚者勿服，脾胃薄弱易于作泄者勿服。

（二）泻下药

1. 大黄

药用部分：掌叶大黄、药用大黄、唐古特大黄的干燥根和根茎。

别名：将军，黄良，火参，肤如，蜀大黄，锦纹大黄，牛舌大黄。

性味归经：苦，寒。归脾、胃、大肠、肝、心包经。

功效：泻下攻积，清热泻火，凉血解毒，逐瘀通经，利湿退黄。

主治：实热积滞便秘，血热吐衄，目赤咽肿，痈肿疔疮，肠痈腹痛，瘀血经闭，产后瘀阻，跌打损伤，湿热痢疾，黄疸尿赤，淋证，水

肿；外治烧烫伤。

酒大黄善清上焦血分热毒，用于目赤咽肿、齿龈肿痛。

熟大黄泻下力缓、泻火解毒，用于火毒疮疡。

大黄炭凉血化瘀止血，用于血热有瘀之出血。

用法用量：煎服，3～15g；用于泻下不宜久煎。外用适量，研末敷于患处。

药理研究：掌叶大黄、药用大黄及鸡爪大黄的根茎和根中含有蒽醌类化合物约3%，包括游离和结合状态的大黄酚、大黄酸、芦荟大黄素、大黄素、蜈蚣苔素、大黄素甲醚，其主要的泻下成分为结合性大黄酸蒽酮–番泻苷A、B、C，其中番泻苷A为主要有效成分。具有以下作用：

（1）泻下作用：原理是当醌苷进入大肠，会被肠道细菌酶分解成大黄酸蒽酮，大黄酸蒽酮会对大肠黏膜产生一定刺激，使得肠道平滑肌上M受体处于兴奋状态，引起肠道蠕动增加，进而发生腹泻。

（2）止血作用：大黄中的儿茶素没食子酸具有增强血小板黏附性的作用，并对抗凝血酶Ⅳ有抑制作用，使得纤维蛋白原升高，增强血液黏度，起到止血作用。

（3）降血脂作用。

（4）活血作用：通过血浆渗透压效应造成细胞外液逐渐转移到血管中，导致血液稀释，降低血液黏稠度，起到活血的作用。

（5）抗感染作用：研究发现，大黄还能抑制一些革兰阴性细菌与革兰阳性菌，尤其是针对副伤寒杆菌及痢疾杆菌等，抗菌作用显著，其对乙肝病毒、阴道滴虫和少部分真菌也有一定杀灭功效。

（6）解热作用。

（7）免疫调节作用。

注意事项：孕妇及月经期、哺乳期慎用。

2. 芒硝

药用部分：硫酸盐类矿物芒硝族芒硝，经加工精制而成的结晶体。

别名：朴硝，皮硝，毛硝，马牙硝，土硝，盆硝。

性味归经：咸、苦，寒。归胃、大肠经。

功效：泻下通便，润燥软坚，清火消肿。

主治：实热积滞，腹满胀痛，大便燥结，肠痈肿痛；外治乳痈，痔疮肿痛。

用法用量：6～12g，一般不入煎剂，待汤剂煎得后，溶入汤液中服用。外用适量。

药理研究：芒硝主要成分是含水硫酸钠（$Na_2SO_4 \cdot 10H_2O$），有少量的氯化钠、硫酸钙等。具有以下作用：

（1）口服有泻下作用。

（2）外用有消肿止痛、回乳的作用。

注意事项：孕妇慎用；不宜与硫黄、三棱同用。

（三）化湿药

1. 藿香

药用部分：唇形科植物广藿香的干燥地上部分。

别名：土藿香、猫把、青茎薄荷。

性味归经：辛，微温。归脾、胃、肺经。

功效：芳香化浊，和中止呕，发表解暑。

主治：湿浊中阻，脘痞呕吐，暑湿表证，湿温初起，发热倦怠，胸闷不舒，寒湿闭暑，腹痛吐泻，鼻渊头痛。

用法用量：煎服，3～10g。

药理研究：广藿香含挥发油约1.5%，油中主成分为广藿香醇，占52%～57%；其他成分有苯甲醛、丁香油酚、桂皮醛、广藿香醇、广藿香吡啶、表愈创吡啶。具有以下作用：

（1）抗菌作用：具有非常好的抗菌活性。研究表明，广藿香酮和广藿香醇对金黄色葡萄球菌、幽门螺杆菌、大肠杆菌、痢疾杆菌、肠炎沙门菌、枯草杆菌、白葡萄球菌、铜绿假单胞菌、四联球菌、沙门氏菌等都有不同程度的抑制作用；另外，广藿香油对阴道念珠菌、黄曲霉菌、新型隐球菌、红色藓菌、犬小孢菌、絮状表皮藓菌、球毛壳霉、短柄帚霉等真菌均有明显的抑制作用。

（2）调节肠道作用：对肠道自发收缩和痉挛都有明显的抑制作用。

（3）抗病毒作用：对腺病毒、甲型流感病毒、柯萨奇病毒等具有明显的抑制作用。同时，对季节性流感病毒、A型流感病毒等均具有非常好的抑制作用。

注意事项：暑热及阴虚火旺者不宜使用。

2. 佩兰

药用部分：菊科植物佩兰的干燥地上部分。

别名：鸡骨香，水香，都梁香。

性味归经：辛，平。归脾、胃、肺经。

功效：芳香化湿，醒脾开胃，发表解暑。

主治：湿浊中阻，脘痞呕恶，口中甜腻，口臭，多涎，暑湿表证，湿温初起，发热倦怠，胸闷不舒。

用法用量：煎服，3～10g。

药理研究：全草含挥发油，其中主成分为对–聚伞花素，乙酸橙花酯，百里香酚甲醚。具有以下作用：

（1）抗炎作用。

（2）祛痰作用。

（3）抗肿瘤作用。

（4）增强免疫功能作用。

（5）抑菌作用：对细菌、真菌均有一定的抑制作用。

（6）兴奋胃平滑肌作用：佩兰能增强胃底、胃体肌张力，其中增强胃底肌张力的作用可分别被阿托品和六烃季胺阻断，而增强胃体肌张力作用仅被六烃季胺阻断。

注意事项：阴虚、气虚者忌服。

3. 苍术

药用部分：菊科植物茅苍术或北苍术的干燥根茎。

别名：赤术，枪头菜，山精，青术，仙术。

性味归经：辛、苦，温。归脾、胃、肝经。

功效：燥湿健脾，祛风散寒，明目。

主治：湿阻中焦，脘腹胀满，泄泻，水肿，脚气痿躄，风湿痹痛，风寒感冒，夜盲，眼目昏涩。

用法用量：煎服，3～9g。

药理研究：主要含挥发油，还含白术内酯、苍术烯内酯丙等。具有以下作用：

（1）对消化系统的作用：抗腹泻、抗炎、抗溃疡，可有效调节肠道免疫系统。

（2）降血糖作用。

（3）对心血管系统作用：改善大鼠心肌缺血及缺血再灌注所导致的心律失常，且能降低大鼠心肌缺血及缺血再灌注后的血浆SOD活性，减少心肌梗死的范围。

（4）降血压作用。

（5）抗菌消炎作用：苍术提取液对铜绿假单胞菌、念珠菌、耐甲氧西林金黄色葡萄球菌有一定作用。

注意事项：《本草纲目》："忌桃、李、雀肉、菘菜、青鱼。"

4. 厚朴

药用部分：木兰科植物厚朴或凹叶厚朴的干燥干皮、根皮及枝皮。

别名：厚皮，重皮，赤朴，烈朴。

性味归经：苦、辛，温。归脾、胃、肺、大肠经。

功效：燥湿消痰，下气除满。

主治：湿滞伤中，脘痞，吐泻，食积气滞，腹胀便秘，痰饮喘咳。

用法用量：煎服，3～10g。

药理研究：主要活性成分是厚朴酚、和厚朴酚。具有以下作用：

（1）抗肿瘤作用：对人前列腺癌、结肠癌等不同的肿瘤有着良好的治疗效果。

（2）脑血管作用：可改善心肌细胞的损伤，保护大鼠心肌缺血、再灌注造成的损伤。厚朴酚通过改善大鼠脑缺血时的神经细胞损伤，降低组织坏死程度，对脑缺血具有一定的保护作用。

（3）抗菌、抗炎作用：研究表明小剂量的厚朴酚、和厚朴酚均可抑制金黄色葡萄球菌，并且和厚朴酚还可通过抑制真菌分裂、增殖降低白色念珠菌的活性。

（4）其他作用：厚朴酚、和厚朴酚可能够增强机体对胰岛素的敏感性，减少脂肪分解，尤其适合肥胖糖尿病患者联合其他口服降糖药一起使用。

注意事项：本品辛、苦，温，易耗气伤津，故气虚津亏者及孕妇当慎用。

5. 砂仁

药用部分：姜科植物阳春砂、绿壳砂或海南砂的干燥成熟果实。

别名：缩砂仁，缩砂蜜。

性味归经：辛，温。归脾、胃、肾经。

功效：化湿开胃，温脾止泻，理气安胎。

主治：湿浊中阻，脘痞不饥，脾胃虚寒，呕吐泄泻，妊娠恶阻，胎动不安。

用法用量：煎服，3～6g，后下。

药理研究：砂仁含挥发油1.7%～3%，主要成分为d-樟脑，一种萜烯（似柠檬烯，但非柠檬烯），d-龙脑，乙酰龙脑酯，芳樟醇，橙花叔醇。具有以下作用：

（1）抑菌作用：对粪肠球菌、金黄色葡萄球菌、石膏样小孢子癣菌、须毛癣菌、球红色毛癣菌、克雷伯菌、葡萄球菌、铜绿假单胞菌、沙门氏菌、大肠杆菌、枯草杆菌具有抑制作用，并且具有较强的抗氧化作用。

（2）镇痛、消炎、止泻作用。

（3）对胃肠动力的影响：砂仁可以增强胃肠的运动功能。

（4）抗溃疡作用。

（5）促进胃肠蠕动。

（6）抗氧化作用：砂仁多糖具有很强的清除自由基的作用。

注意事项：阴虚血燥者慎用。

6. 豆蔻

药用部分：姜科植物白豆蔻或爪哇白豆蔻的干燥成熟果实。

别名：白豆蔻，圆豆蔻，原豆蔻，扣米。

性味归经：辛，温。归肺、脾、胃经。

功效：化湿行气，温中止呕，开胃消食。

主治：湿浊中阻，不思饮食，湿温初起，胸闷不饥，寒湿呕逆，胸腹胀痛，食积不消。

用法用量：煎服，3～6g，后下。

药理研究：主要含桉油精、d–龙脑、β–蒎烯、α–松油醇等。具有明显地促进肠道运动的作用。

注意事项：无。

7. 草果

药用部分：姜科植物草果的干燥成熟果实。

别名：草果仁，草果子，老蔻。

性味归经：辛，温。归脾、胃经。

功效：燥湿温中，截疟除痰。

主治：寒湿内阻，脘腹胀痛，痞满呕吐，疟疾寒热，瘟疫发热。

用法用量：煎服，3～6g。

药理研究：果实含挥发油等。具有以下作用：

（1）调节胃肠功能。

（2）减肥、降脂和降血糖作用。

（3）抗氧化作用。

（4）抗肿瘤作用：草果挥发油对人癌细胞系的细胞毒性有选择性，其中以对HePG2最敏感。

（5）防霉作用：草果挥发油对桔青霉、黑曲霉、产黄青霉、黑根霉、黄绿青霉、黄曲霉6种霉菌有明显的抑制作用。

（6）抗炎镇痛作用。

注意事项：阴虚血少者禁服。

（四）利水渗湿药

1. 茯苓

药用部分：多孔菌科真菌茯苓的干燥菌核。

别名：伏菟，松腴，不死面，松薯，松木薯，松苓。

性味归经：甘、淡，平。归心、肺、脾、肾经。

功效：利水渗湿，健脾，宁心。

主治：水肿尿少，痰饮眩悸，脾虚食少，便溏泄泻，心神不安，惊悸失眠。

用法用量：煎服，10～15g。

药理研究：菌核含茯苓多糖（约占干重93%）和三萜类化合物乙酰茯苓酸、茯苓酸、3-β-羟基7，9（11），24-羊毛甾三烯-21-酸。具有以下作用：

（1）抗肿瘤作用：茯苓多糖能增强肿瘤坏死因子活性和自然杀伤细胞活性。

（2）保肝作用。

（3）利尿作用。

（4）抗衰老作用。

（5）抗炎作用：茯苓多糖和茯苓三萜的抗炎作用均是通过抑制伤处肉芽肿的形成体现的。

（6）降血脂作用。

（7）增强免疫作用。

（8）催眠作用：能增强硫喷妥钠对小鼠中枢的抑制，使小鼠翻正反射消失持续的时间显著延长，增强麻醉效果。

注意事项：阴虚火旺者忌服。

2. 薏苡仁

药用部分：禾本科植物薏苡的干燥成熟种仁。

别名：薏苡，苡仁，薏仁，沟子米。

性味归经：甘、淡，凉。归脾、胃、肺经。

功效：利水渗湿，健脾止泻，除痹，排脓，解毒散结。

主治：水肿，脚气，小便不利，脾虚泄泻，湿痹拘挛，肺痈，肠痈，赘疣，癌肿。

用法用量：煎服，9～30g。

药理研究：含薏苡仁酯，粗蛋白13%～14%，脂类2%～8%。具有以下作用：

（1）抗肿瘤作用：薏苡仁的甲醇提取物在体内和体外均能诱导人肺癌A549细胞凋亡和细胞周期停滞，即减少细胞有丝分裂，阻止细胞增殖；能增加化疗药物的抗癌作用，可见肿瘤明显缩小。

（2）提高机体的免疫功能。

（3）降血糖作用。

（4）抗炎镇痛作用。

（5）调节血脂代谢作用：降低总胆固醇和甘油三酯水平，显著降低低密度脂蛋白和极低密度脂蛋白水平。

注意事项：孕妇慎用。

3. 泽泻

药用部分：泽泻科植物泽泻的干燥块茎。

别名：水泽，如意花，车苦菜，天鹅蛋，天秃，一枝花。

性味归经：甘、淡，寒。归肾、膀胱经。

功效：利水渗湿，泄热，化浊降脂。

主治：小便不利，水肿胀满，泄泻尿少，痰饮眩晕，热淋涩痛，高脂血症。

用法用量：煎服，6～10g。

药理研究：主要成分为原萜烷型四环三萜。具有以下作用：

（1）降血脂作用。

（2）降血糖作用。

（3）抗氧化损伤及保护血管内皮细胞作用。

（4）降血压作用。

（5）抗草酸钙结晶作用。

（6）免疫调节与抗炎、抗肾炎作用。

（7）抗脂肪肝作用。

（8）抗癌作用：泽泻能够对肿瘤细胞产生较好的抑制作用，并且泽泻还能够使机体抵抗肿瘤的能力得到增强。

注意事项：肾虚精滑者忌服。

（五）温里药

1. 附子

药用部分：毛莨科植物乌头的子根的加工品。

别名：附片，盐附子，黑顺片，白附片。

性味归经：辛、甘，大热；有毒。归心、肾、脾经。

功效：回阳救逆，补火助阳，散寒止痛。

主治：亡阳虚脱，肢冷脉微，心阳不足，胸痹心痛，虚寒吐泻，脘腹冷痛，肾阳虚衰，阳痿宫冷，阴寒水肿，阳虚外感，寒湿痹痛。

用法用量：3～15g，先煎，久煎，口尝至无麻辣感为度。

药理研究：其主要有效成分是乌头类生物碱、多糖、皂苷等。具有以下作用：

（1）强心作用：其主要机制是激动β受体，释放儿茶酚胺。

（2）抗心律失常：附子可显著缩小和减轻动物缺氧和急性心肌缺血损伤的范围及程度，从而提高小鼠对缺氧的耐受能力。

（3）降血压作用。

（4）提高免疫力。

（5）抗炎、镇痛作用。

（6）抗衰老作用。

（7）抗肿瘤作用。

注意事项：孕妇慎用；不宜与半夏、瓜蒌、瓜蒌子、瓜蒌皮、天花粉、川贝母、浙贝母、平贝母、伊贝母、湖北贝母、白蔹、白及同用。

2. 干姜

药用部分：姜科植物姜的干燥根茎。

别名：白姜，均姜，干生姜。

性味归经：辛，热。归脾、胃、肾、心、肺经。

功效：温中散寒，回阳通脉，温肺化饮。

主治：脘腹冷痛，呕吐泄泻，肢冷脉微，寒饮喘咳。

用法用量：煎服，3～10g。

药理研究：干姜油含挥发性成分。具有以下作用：

（1）对消化系统的作用：保护胃黏膜细胞，修复损伤，抑制胃酸分泌，抑制淀粉酶活性，修复肝损害，利胆。

（2）对循环系统的作用：双向调节血压，兴奋血管运动中枢及呼吸中枢，兴奋心脏，扩张血管，促进血液循环。干姜提取物可使心肌舒缩性能得到改善，减轻心衰症状，保护心功能。

（3）对中枢神经的作用：抗惊厥。

（4）消炎镇痛。

（5）抗菌作用：对金黄色葡萄球菌、肺炎链球菌等8种细菌有抑制作用。新鲜干姜的精油有抑菌活性，对枯草杆菌、铜绿假单胞菌及黑曲霉等均有抑制作用。

（6）其他作用：抗氧化、止呕、抗晕动病、抗缺氧、抗肿瘤、增强免疫。

注意事项：阴虚内热、血热妄行者忌服。

3. 肉桂

药用部分：樟科植物肉桂的干燥树皮。

别名：牡桂，紫桂，大桂。

性味归经：辛、甘，大热。归肾、脾、心、肝经。

功效：补火助阳，引火归元，散寒止痛，温通经脉。

主治：阳痿宫冷，腰膝冷痛，肾虚作喘，虚阳上浮，眩晕目赤，心腹冷痛，虚寒吐泻，寒疝腹痛，痛经，经闭。

用法用量：煎服，1～5g，宜后下或焗服。

药理研究：桂皮含挥发油（称桂皮油）1.98%～2.06%，主要成分为桂皮醛，占52.92%～61.20%，并含少量乙酸桂皮酯、乙酸苯丙酯等。具有以下作用：

（1）抗菌作用：对常见的腐败菌和致病菌包括大肠杆菌、枯草杆菌、金黄色葡萄球菌、黑曲霉菌、青霉菌、啤酒酵母菌均有较强的抑制作用，其中对青霉菌的抑制效果最好。

（2）抗炎作用。

（3）抗氧化作用。

（4）保护消化系统的作用：可调节肠道上皮细胞中紧密连接蛋白和氨基酸转运蛋白的表达，改善肠黏膜屏障功能，促进营养物质的吸收。

（5）降血糖和降血脂作用。

（6）抗肿瘤作用。

（7）止痛作用。

（8）其他作用：杀虫作用、抗醛糖还原酶活性等。

注意事项：有出血倾向者及孕妇慎用；不宜与赤石脂同用。

4. 小茴香

药用部分：伞形科植物茴香的干燥成熟果实。

别名：蘹香，蘹香子，茴香子，土茴香，野茴香，大茴香，谷茴香，谷香，香子，小香。

性味归经：辛，温。归肝、肾、脾、胃经。

功效：散寒止痛，理气和胃。

主治：寒疝腹痛，睾丸偏坠，痛经，少腹冷痛，脘腹胀痛，食少吐泻。盐小茴香暖肾散寒止痛，用于寒疝腹痛，睾丸偏坠，经寒腹痛。

用法用量：煎服，3～6g。

药理研究：含E−大茴香脑、α−茴香酮、甲基胡椒酚、茴香醛等。具有以下作用：

（1）双向调节胃肠动力。

（2）抗溃疡作用：可抑制胃酸分泌。

（3）利胆作用。

（4）松弛气管平滑肌。

（5）性激素样作用。

（6）中枢麻痹作用。

（7）抗肿瘤作用。

（8）杀菌作用：挥发油对真菌、孢子、鸟型结核杆菌、金黄色葡萄球菌有杀灭作用。

注意事项：阴虚火旺者慎用。

5. 吴茱萸

药用部分：芸香科植物吴茱萸、石虎或疏毛吴茱萸的干燥近成熟果实。

别名：茶辣，漆辣子，气辣子。

性味归经：辛、苦，热；有小毒。归肝、脾、胃、肾经。

功效：散寒止痛，降逆止呕，助阳止泻。

主治：厥阴头痛，寒疝腹痛，寒湿脚气，经行腹痛，脘腹胀痛，呕吐吞酸，五更泄泻。

用法用量：煎服，2～5g。外用适量。

药理研究：吴茱萸所含的化学成分种类较多，包括生物碱、木脂素、黄酮类、萜类、香豆素、甾体、精油等。具有以下作用：

（1）镇痛作用，且能使体温升高。

（2）降低血压及松张血管的作用。

（3）双向调节肠道动力。

（4）抗溃疡作用：吴茱萸水煎剂能明显对抗乙酰胆碱和氯化钡引起的胃痉挛性收缩，并能减少胃酸的分泌。

（5）止呕作用。

（6）兴奋子宫平滑肌的作用。

（7）其他作用：抗肿瘤、利尿、抗菌等。

注意事项：本品辛热燥烈，易耗津气动火，故不宜多服、久服。阴虚有热者忌用。孕妇慎用。

6. 花椒

药用部分：芸香科植物青椒或花椒的干燥成熟果皮。

别名：香椒，大椒。

性味归经：辛，温。归脾、胃、肾经。

功效：温中止痛，杀虫止痒。

主治：脘腹冷痛，呕吐泄泻，虫积腹痛；外治湿疹，阴痒。

用法用量：煎服，3～6g。外用适量，煎汤熏洗。

药理研究：花椒的化学成分包括挥发油、生物碱、酰胺、香豆素、木质素、黄酮、三萜、甾醇、烃类和脂肪酸类等，药理作用的研究主要集中在挥发油、生物碱、酰胺这3类物质上。具有以下作用：

（1）抗肿瘤作用：花椒挥发油对嗜铬细胞瘤细胞、H_{22}肝癌细胞、人肺癌A549细胞株、Caski肿瘤细胞具有杀伤作用。

（2）麻醉作用。

（3）镇痛作用。

（4）抗菌、杀虫作用：花椒对炭疽杆菌、白喉杆菌、肺炎双球菌、溶血性链球菌、金黄色葡萄球菌、柠檬色及白色葡萄球菌等10种革兰阳性菌及大肠杆菌、变形杆菌、铜绿假单胞菌、伤寒及副伤寒沙门氏杆菌、霍乱弧菌等肠内致病菌均有显著的抑制作用；同时，对11种皮肤癣菌和4种深部真菌都有一定的抑制和杀灭作用，对某些深部真菌非常敏感（如羊毛样小孢子菌、红色毛癣菌等）。花椒精油对人体的螨虫具有较强的抑制和杀灭作用。

（5）抗动脉粥样硬化。

（6）抗消化道溃疡、抗腹泻、保肝利胆等，对胃肠平滑肌具有高浓度抑制、低浓度兴奋的双向作用。

（7）抗氧化作用。

（8）其他作用：止咳、平喘、抗疟疾、抗衰老、抗疲劳和抗缺氧等。

注意事项：阴虚火旺者忌服。孕妇慎服。

7. 高良姜

药用部分：姜科植物高良姜的干燥根茎。

别名：风姜，小良姜。

性味归经：辛，热。归脾、胃经。

功效：温胃止呕，散寒止痛。

主治：脘腹冷痛，胃寒呕吐，嗳气吞酸。

用法用量：煎服，3~6g。

药理研究：根茎含挥发油0.5%～1.5%，其中主要成分是桉叶素和桂皮酸甲酯，尚有丁香油酚、蒎烯、荜澄茄烯等。具有以下作用：

（1）抗菌作用：针对多重耐药菌株，高良姜中的高良姜素或二苯基庚烷类化合物与其他抗菌药物联合应用，抗菌效果明显。

（2）抗病毒作用：高良姜中含有大量的二苯基庚烷类化合物，有对抗脊髓灰质炎病毒和麻疹病毒的作用，其中7种二苯基庚烷类化合物还具有对抗呼吸道合胞病毒的作用，能够对抗耐奥司他韦菌株所致感染，这种抗病毒作用主要是通过抑制病毒信使RNA的表达实现的。

（3）抗肿瘤作用。

（4）抗氧化作用。

（5）抗胃溃疡和胃黏膜保护作用：高良姜中总黄酮成分有抗胃溃疡作用，并能增强胃黏膜保护作用。

注意事项：阴虚有热者忌服。

（六）理气药

1. 陈皮

药用部分：芸香科植物橘及其栽培变种的干燥成熟果皮。

别名：橘皮。

性味归经：苦、辛，温。归肺、脾经。

功效：理气健脾，燥湿化痰。

主治：脘腹胀满，食少吐泻，咳嗽痰多。

用法用量：煎服，3～10g。

药理研究：含有挥发油、黄酮类化合物、肌醇、橘皮素、新橙皮苷、川陈皮素、橙皮苷、维生素B、维生素C等成分。具有以下作用：

（1）抗氧化作用。

（2）降血脂作用。

（3）抗炎作用：具有拮抗人体滑膜纤维细胞和嗜酸性粒细胞的作用。

（4）保肝作用。

注意事项：阴虚火旺者不宜使用。

2. 枳实

药用部分：芸香科植物酸橙及其栽培变种或甜橙的干燥幼果。

别名：酸橙。

性味归经：苦、辛、酸，微寒。归脾、胃经。

功效：破气消积，化痰散痞。

主治：积滞内停，痞满胀痛，泻痢后重，大便不通，痰滞气阻，胸痹，结胸，脏器下垂。

用法用量：煎服，3～10g。

药理研究：果皮含挥发油，且多含黄酮苷等。具有以下作用：

（1）调节肠胃运动。

（2）对子宫的兴奋、抑制双重作用。

（3）升血压、强心作用。

（4）抗氧化作用。

（5）抗菌作用：枳实挥发油对耐药金黄色葡萄球菌有抑制作用，柠檬烯有镇咳、祛痰、抗菌的作用，芳樟醇有防腐抗菌、抗病毒、镇静的作用。

（6）镇痛作用。

（7）护肝和降血糖作用。

（8）抗休克作用。

（9）抗血栓、降血脂作用。

（10）其他作用：抗溃疡、利胆、利尿、抗过敏等。

注意事项：孕妇慎用。

3. 木香

药用部分：菊科植物木香的干燥根。

别名：蜜香，五香，五木香、云木香、广香。

性味归经：辛、苦，温。归脾、胃、大肠、三焦、胆经。

功效：行气止痛，健脾消食。

主治：胸胁、脘腹胀痛，泻痢后重，食积不消，不思饮食。煨木香实肠止泻，用于泄泻腹痛。

用法用量：煎服，3～6g。

药理研究：其有效成分主要为萜类，还有生物碱、蒽醌、黄酮等其他类化合物，具有以下作用：

（1）抗炎作用。

（2）抗肿瘤作用：对人肺癌细胞A549、人卵巢癌细胞SK-OV-3、人恶性黑色素瘤SK-MEL-2、中枢神经系统瘤细胞XF498和人结肠癌细胞HCT15等人类肿瘤细胞有一定的细胞毒活性。

（3）利胆作用。

（4）促胃动力作用。

（5）抗胃溃疡作用：能促进生长抑素分泌，可能有益于消化性溃疡的治疗；木香提取物对盐酸-乙醇和利血平诱导的大鼠胃黏膜急性损伤均有明显的保护作用。

（6）解痉、镇痛作用。

（7）降血压和抗血液凝集作用。

（8）抗病原微生物作用：有抗幽门螺杆菌、抗变异链球菌及福氏志贺菌的作用。

（9）其他药理作用：抗血管生成、调节免疫、调控中枢神经系统、抗氧化、抗寄生虫等。

注意事项：阴虚津液不足者慎用。

4. 香附

药用部分：莎草科植物莎草的干燥根茎。

别名：莎草根，香附子，雷公头，三棱草，香头草，回头青，雀头香。

性味归经：辛、微苦、微甘，平。归肝、脾、三焦经。

功效：疏肝解郁，理气宽中，调经止痛。

主治：肝郁气滞，胸胁胀痛，疝气疼痛，乳房胀痛，脾胃气滞，脘腹痞闷，胀满疼痛，月经不调，经闭，痛经。

用法用量：煎服，6～10g。

药理研究：主要成分为挥发油类，包括多种单萜、倍半萜及其氧化物等。还含有黄酮类、生物碱类、糖类及三萜类等化合物。具有以下作用：

（1）对中枢神经系统的作用：镇静作用、抗抑郁作用、中枢抑制作用。

（2）降血糖作用。

（3）对心血管系统的作用：其中苷类、黄酮类、总生物碱及酚类化合物的水溶液具有强心和减慢心率的作用，还能降血压。

（4）对消化系统的作用：具有促进胃肠动力的作用，同时对小肠平滑肌细胞具有较好的促增殖作用。

（5）抗肿瘤作用。

（6）抑菌消炎作用：研究发现香附精油对6种食品腐败菌（金黄色葡萄球菌、白色葡萄球菌、枯草杆菌、伤寒杆菌、大肠杆菌和痢疾杆菌）均有很好的抑菌效果。

注意事项：气虚无滞，阴虚、血热者慎服。

5. 柿蒂

药用部分：柿树科植物柿的干燥宿萼。

别名：柿钱，柿丁，柿子把，柿萼。

性味归经：苦、涩，平。归胃经。

功效：降逆止呃。

主治：呃逆。

用法用量：煎服，5～10g。

药理研究：含羟基三萜酸0.37%，其中有齐墩果酸、白桦脂酸、熊果酸和19α-羟基熊果酸。具有以下作用：

（1）抗心律失常作用。

（2）镇静作用。

（3）抗生育作用。

6. 佛手

药用部分：芸香科植物佛手的干燥果实。

别名：佛手柑，手柑。

性味归经：辛、苦、酸，温。归肝、脾、胃、肺经。

功效：疏肝理气，和胃止痛，燥湿化痰。

主治：肝胃气滞，胸胁胀痛，胃脘痞满，食少呕吐，咳嗽痰多。

用法用量：煎服，3～10g。

药理研究：其主要成分为挥发油类和多糖类。具有以下作用：

（1）止咳、平喘、祛痰、抗炎：佛手醇提物、乙酸乙酯提取液能抑制哮喘模型小鼠嗜酸性粒细胞性炎症反应。

（2）抗肿瘤：佛手挥发油类具有抑制人乳腺癌细胞MDA-MB-435增殖的作用。佛手挥发油类能抑制小鼠B16黑色素实体瘤的生长。

（3）抗氧化作用。

（4）免疫调节作用。

（5）抑菌作用：对酵母菌、大肠杆菌、枯草杆菌和金黄色葡萄球菌均有较明显的抑制作用。

（6）抗抑郁作用。

7. 青皮

药用部分：芸香科植物橘及其栽培变种的干燥幼果或未成熟果实的果皮。

别名：四花青皮，个青皮，青皮子。

性味归经：苦、辛，温。归肝、胆、胃经。

功效：疏肝破气，消积化滞。

主治：胸胁胀痛，疝气疼痛，乳癖，乳痈，食积气滞，脘腹胀痛。

用法用量：煎服，3～10g。

药理研究：有效成分有左旋辛弗林乙酸盐，还含有天门冬氨酸等多种氨基酸、挥发油类和黄酮类化合物。具有以下作用：

（1）调整胃肠功能。

（2）利胆作用。

（3）对心血管系统的作用：具有抗血小板聚集、升血压的作用。

（4）祛痰、平喘。

（5）可用于治疗乳腺增生。

（6）对能量代谢的影响：主要机制可能为提高耗氧速度与呼吸控制率。

注意事项：气虚者慎服。

8. 乌药

药用部分：樟科植物乌药的干燥块根。

别名：天台乌，台乌，矮樟，香桂樟，铜钱柴，班皮柴。

性味归经：辛，温。归肺、脾、肾、膀胱经。

功效：行气止痛，温肾散寒。

主治：寒凝气滞，胸腹胀痛，气逆喘急，膀胱虚冷，遗尿尿频，疝气疼痛，经寒腹痛。

用法用量：煎服，6~10g。

药理研究：主要含有挥发油、异喹啉类生物碱及呋喃倍半萜三大类。具有以下作用：

（1）抗炎镇痛作用：乌药中起抗炎镇痛作用的主要成分为生物碱。

（2）抗肿瘤作用：可抑制肝癌Hep G2细胞的增殖，对7种人癌细胞系增殖，尤其是人食管癌Eca-109细胞和人胃癌SGC-7901细胞增殖有抑制作用。

（3）对消化系统的作用：乌药挥发油对豚鼠离体回肠的运动具有一定调节作用。

（4）抗实验性心律失常作用：能对抗由三氯甲烷、氯化钙、肾上腺素等诱发的心律失常。

（5）对中枢神经系统的作用：乌药热水提取物对活性氧和活性氮物质具有明显的清除活性，能有效抑制脂质过氧化。

（6）防治糖尿病、肾病的作用。

（7）保肝作用。

（8）降血脂作用。

注意事项：气虚及有内热的患者慎服；孕妇及体虚者慎服。

9. 川楝子

药用部分：楝科植物川楝的干燥成熟果实。

别名：金铃子，川楝实，楝实。

性味归经：苦，寒，有小毒。归肝、小肠、膀胱经。

功效：疏肝泄热，行气止痛，杀虫。

主治：肝郁化火，胸胁、脘腹胀痛，疝气疼痛，虫积腹痛。

用法用量：5～10g。外用适量，研末调涂。

药理研究：川楝子含驱蛔虫有效成分川楝素，以及多种苦味的三萜成分，如苦楝子酮、脂苦楝子醇，21-O-乙酰川楝子三醇，21-O-甲基川楝子五醇。具有以下作用：

（1）驱虫作用。

（2）对呼吸中枢的抑制作用。

（3）抗肉毒中毒的动物的作用。

注意事项：脾胃虚寒者慎服。

10. 沉香

药用部分：瑞香科植物白木香含有树脂的木材。

别名：蜜香、栈香、沉水香。

性味归经：辛、苦，微温。归脾、胃、肾经。

功效：行气止痛，温中止呕，纳气平喘。

主治：胸腹胀痛，胃寒呕吐，肾虚作喘。

用法用量：煎服，1～5g，后下。

药理研究：沉香含挥发油。具有以下作用：

（1）对胃肠蠕动的作用：沉香提取物能减缓新斯的明引起的肠痉挛。

（2）对肠管平滑肌收缩有抑制作用。

（3）对循环系统的作用：沉香八味散能对抗垂体后叶素引起的大鼠心肌缺血。

（4）对呼吸系统的作用：沉香醇提取物能促进体外豚鼠气管抗组胺

作用，从而发挥止喘作用。

（5）对中枢神经系统的作用：沉香苯提取物可降低环戊巴比妥睡眠小鼠的直肠温度，延长小鼠睡眠时间。这一作用可能与中枢抑制有关。

（6）抗菌作用：沉香煎剂对结核杆菌、伤寒杆菌、福氏痢疾杆菌均有较强的抗菌作用。

注意事项：阴虚火旺者、气虚下陷者慎用。

（七）消食药

1. 山楂

药用部分：蔷薇科植物山里红或山楂的干燥成熟果实。

别名：酸里红，山里红果，酸枣，红果子，山林果。

性味归经：酸，甘，微温。归脾、胃、肝经。

功效：消食健胃，行气散瘀，化浊降脂。

主治：肉食积滞，胃脘胀满，泻痢腹痛，瘀血经闭，产后瘀阻，心腹刺痛，胸痹心痛，疝气疼痛，高脂血症。焦山楂消食导滞作用增强，用于肉食积滞，泻痢不爽。

用法用量：9 ~ 12g。

药理研究：主要成分为槲皮素、金丝桃苷、绿原酸、山楂酸、柠檬酸、苦杏仁苷等。具有以下作用：

（1）促消化作用：促进脂肪消化，增加胃消化酶的分泌；对胃肠功能具有一定的双向调节作用。

（2）对心血管系统的作用：强心、扩冠，增加心输出量，减弱心肌应激性和传导性，具有抗心室颤动、心房颤动和阵发性心律失常等作用。

（3）降血脂作用。

（4）抗氧化作用。

（5）增强免疫作用。

（6）抗癌作用。

（7）收缩子宫、促进子宫复旧，止痛。

注意事项：脾胃虚弱者慎服。

2. 神曲

药用部分：辣蓼、青蒿、杏仁等药加入面粉或麸皮混合后，经发酵而成的曲剂。

别名：六神曲，六曲。

性味归经：甘、辛，温。无毒。归脾、胃经。

功效：健脾和胃，消食化积。

主治：饮食停滞，消化不良，脘腹胀满，食欲不振，呕吐泻痢。

用法用量：内服，煎汤，6～15g；或研末入丸、散。

药理研究：含多量酵母菌和B族维生素。干酵母菌中也含多种B族维生素，故本品具有B族维生素样作用，如增进食欲，维持正常消化功能等。

注意事项：脾阴不足、胃火盛者慎服。

3. 麦芽

药用部分：禾本科植物大麦的成熟果实经发芽干燥而得。

别名：大麦芽。

性味归经：甘，平。归脾、胃经。

功效：行气消食，健脾开胃，回乳消胀。

主治：食积不消，脘腹胀痛，脾虚食少，乳汁瘀积，乳房胀痛，妇女断乳，肝郁胁痛，肝胃气痛。

生麦芽健脾和胃，疏肝行气，用于脾虚食少，乳汁瘀积。

炒麦芽行气消食回乳，用于食积不消，妇女断乳。

焦麦芽消食化滞，用于食积不消，脘腹胀痛。

用法用量：煎服，10～15g；回乳炒用60g。

药理研究：麦芽主要含α–淀粉酶及β–淀粉酶、催化酶、过氧化异构酶等。具有以下作用：

（1）抗结肠炎作用：麦芽和柳氮磺吡啶可显著加快结肠黏膜上皮的修复。

（2）去极化肌肉松弛作用。

注意事项：哺乳期妇女不宜使用。

4. 莱菔子

药用部分：十字花科植物萝卜的干燥成熟种子。

别名：萝卜子，芦菔子，萝白子，菜头子。

性味归经：辛、甘，平。归肺、脾、胃经。

功效：消食除胀，降气化痰。

主治：饮食停滞，脘腹胀痛，大便秘结，积滞，泻痢，痰壅喘咳。

用法用量：煎服，5～12g。

药理研究：含脂肪油、挥发油，挥发油内有甲硫醇等。脂肪油中含多量芥酸、亚油酸、亚麻酸及芥子酸甘油酯等。含有的抗菌物质称莱菔素。具有以下作用：

（1）平喘、镇咳、祛痰作用。

（2）抗氧化作用。

（3）降血压、降血脂作用。

（4）抗菌作用：萝卜抗真菌蛋白对镰刀真菌、疫霉菌、芭蕉炭疽菌和稻瘟病菌等多种真菌都有抑制作用。

（5）抗突变、抗癌作用。

（6）增强胃肠道动力。

（7）改善泌尿系统功能：莱菔子有对抗肾上腺素的作用，其炒品能增强膀胱逼尿肌的收缩力，改善排尿功能，治疗动力性尿路梗阻、前列腺增生引起的机械性尿路梗阻及抗精神病药物所致排尿功能障碍。

注意事项：气虚者慎服。

5. 鸡内金

药用部分：雉科动物家鸡的干燥沙囊内壁。

别名：鸡肫皮。

性味归经：甘，平。归脾、胃、小肠、膀胱经。

功效：健胃消食，涩精止遗，通淋化石。

主治：食积不消，呕吐泻痢，小儿疳积，遗尿，遗精，石淋涩痛，胆胀胁痛。

用法用量：煎服，3 ~ 10g。

药理研究：鸡内金含胃激素、角蛋白、微量胃蛋白酶、淀粉酶、多种维生素。具有以下作用：

（1）调节胃肠运动。

（2）调节消化液分泌：各炮制品均能不同程度地调节消化液分泌。

（3）胃肠道保健：能明显地改善胃肠道功能，增强小肠的推进运动。

（4）调节血糖、血脂水平：鸡内金可有效地调节血糖、血脂，稳定血糖、血脂水平。

（5）改善乳腺增生。

（6）抑制子宫肌瘤生长。

注意事项：脾虚无积滞者慎服。

6. 谷芽

药用部分：禾本科植物粟的成熟果实经发芽干燥的炮制加工品。

别名：蘖米，谷蘖，稻蘖，稻芽。

性味归经：甘，温。归脾、胃经。

功效：消食和中，健脾开胃。

主治：食积不消，腹胀口臭，脾胃虚弱，不饥食少。

炒谷芽偏于消食，用于不饥食少。

焦谷芽善化积滞，用于积滞不消。

用法用量：煎服，9～15g。

药理研究：含蛋白质，脂肪油，淀粉，淀粉酶，麦芽糖，腺嘌呤，胆碱以及天冬氨酸、γ-氨基丁酸等18种氨基酸。本品所含的β-淀粉酶能将淀粉完全水解成麦芽糖，α-淀粉酶则使之分解成短直链缩合葡萄糖。

注意事项：《四川中药志》1960年版："胃下垂者忌用。"

（八）止血药

1. 三七

药用部分：五加科植物三七的干燥根和根茎。

别名：山漆，金不换，血参，田七，参三七，盘龙七。

性味归经：甘、微苦，温。归肝、胃经。

功效：散瘀止血，消肿定痛。

主治：咯血，吐血，衄血，便血，崩漏，外伤出血，胸腹刺痛，跌扑肿痛。

用法用量：3～9g；研粉吞服，一次1～3g。外用适量。

药理研究：含有皂苷类、黄酮类、挥发油类、氨基酸类、多糖类及各种微量元素等化学成分。具有以下作用：

（1）抗氧化作用。

（2）抗肿瘤作用：三七对胃癌、肝癌、骨髓瘤、前列腺癌、乳腺癌均具有抑制作用。

（3）抗炎作用：具有抑制伤口炎症反应的作用。

（4）止血活血作用：三七的有效成分为三七总皂苷，具有抗血小板聚集和溶栓的作用，能够缩短凝血时间。三七通过改善纤溶活性、减少血小板聚集、减少凝血因子含量、降低血液黏稠度等多靶点、多途径干预血栓形成。

（5）其他：增强记忆力，提高免疫力。

注意事项：孕妇慎用。

2. 白及

药用部分：兰科植物白及的干燥块茎。

别名：连及草，甘根，白给，箬兰，朱兰，紫兰，紫蕙，百笠。

性味归经：苦、甘、涩，微寒。归肺、肝、胃经。

功效：收敛止血，消肿生肌。

主治：咯血，吐血，外伤出血，疮疡肿毒，皮肤皲裂。

用法用量：6～15g；研末吞服3～6g。外用适量。

药理研究：块茎含联苄类化合物。具有以下作用：

（1）止血活血作用：白及具止血作用的有效部位为正丁醇和水提取部位，乙酸乙酯提取部位则能延长出血和凝血时间，具有活血作用。

（2）抗菌作用：对金黄色葡萄球菌、表皮葡萄球菌、粪肠球菌和枯草杆菌均表现出强效的抗菌活性。

（3）有促进伤口愈合的作用。

（4）治疗胃溃疡的作用：白及多糖对乙酸所致慢性溃疡、幽门结扎致急性胃溃疡和乙醇引起的胃黏膜损伤等均有防治作用。

（5）治疗溃疡性结肠炎作用：白及多糖能够抑制小鼠溃疡性结肠炎模型的炎症反应，通过抑制相关免疫反应的发生及促进黏膜修复，抑制小鼠结肠炎的发展。

（6）抗癌及防癌作用：白及多糖能够阻滞细胞周期，栓塞肝癌供血动脉及其侧支循环，达到抑制肿瘤生长和增殖的作用，近年来被广泛应用于肿瘤治疗。

（7）其他：抗氧化、促进骨髓造血等。

注意事项：外感及内热壅盛者禁服。不宜与川乌、制川乌、草乌、制草乌、附子同用。

3. 藕节

药用部分：睡莲科植物莲的干燥根茎节部。

别名：光藕节，藕节巴。

性味归经：甘、涩，平。归肝、肺、胃经。

功效：收敛止血，化瘀。

主治：吐血，咯血，衄血，尿血，崩漏。

用法用量：煎服，9 ~ 15g。

药理研究：藕节可以缩短凝血时间，起到止血的作用。

注意事项：忌铁器。

4. 仙鹤草

药用部分：蔷薇科植物龙芽草的干燥地上部分。

别名：龙头草，金顶龙芽，狼牙草，刀口草，龙牙草，脱力草，黄龙尾。

性味归经：苦、涩，平。归心、肝经。

功效：收敛止血，截疟，止痢，解毒，补虚。

主治：咯血，吐血，崩漏下血，疟疾，血痢，痈肿疮毒，阴痒带下，脱力劳伤。

用法用量：煎服，6 ~ 12g。外用适量。

药理研究：仙鹤草主要含有黄酮类、三萜类、鞣质类、酚类、挥发油类、酯、糖苷、有机酸等多种化学成分。具有以下作用：

（1）降血糖作用。

（2）抗肿瘤作用。

（3）镇痛、抗炎作用。

（4）止血作用：仙鹤草可增强血小板黏附性、聚集性，增加血小板数量及加速血小板内促凝物质释放。

（5）抗氧化作用：仙鹤草含有的抗氧化活性成分能清除人体内过量自由基。

（6）其他：阻滞雌激素拮抗传导、杀虫等。

注意事项：非出血不止者不用。

5. 茜草

药用部分：茜草科植物茜草的干燥根和根茎。

别名：血见愁，蒨草，地苏木，活血丹，土丹参，红内消。

性味归经：苦，寒。归肝经。

功效：凉血祛瘀，止血通经。

主治：吐血，衄血，崩漏，外伤出血，瘀阻经闭，关节痹痛，跌扑肿痛。

用法用量：煎服，6 ~ 10g。

药理研究：含蒽醌、萘醌、环己肽、多糖等化学成分。具有以下作用：

（1）止血、化瘀作用。

（2）抗氧化作用。

（3）抗炎作用。

（4）抗肿瘤作用。

（5）免疫调节作用。

（6）抗菌作用：茜草丙酮提取物对致病性大肠杆菌、金黄色葡萄球菌和枯草杆菌均有抑制作用。

（7）神经保护作用。

注意事项：脾胃虚寒及无瘀滞者慎服。

（九）活血化瘀药

1. 川芎

药用部分：伞形科植物川芎的干燥根茎。

别名：山鞠穷，芎藭，香果，胡藭，马衔芎，雀脑芎，贯芎，抚芎，台芎，西芎。

性味归经：辛，温。归肝、胆、心包经。

功效：活血行气，祛风止痛。

主治：胸痹心痛，胸胁刺痛，跌扑肿痛，月经不调，经闭痛经，癥瘕腹痛，头痛，风湿痹痛。

用法用量：煎服，3～10g。

药理研究：主要有效成分为酚类和有机酸类（如阿魏酸）、苯酞类化合物（如藁本内酯）、生物碱类（如川芎嗪）、多糖类。具有以下作用：

（1）改善缺氧-呼吸抑制作用。

（2）对心血管系统的作用：扩张冠状血管，增加冠脉血流量；改善心肌缺血；对已聚集的血小板有解聚作用；改善脑缺血等。

（3）抗肿瘤作用。

（4）促进骨髓造血作用。

（5）对泌尿系统的作用：川芎嗪对肾、肝及肠道组织的缺血性损伤具有一定的保护作用，有利于扩张小动脉，改善微循环，明显降低缺血组织中的活性物质含量。

注意事项：阴虚火旺，上盛下虚及气弱者忌服。

2. 丹参

药用部分：唇形科植物丹参的干燥根及根茎。

别名：红根，大红袍，血参根，红丹参，紫丹参。

性味归经：苦，微寒。归心、肝经。

功效：活血祛瘀，通经止痛，清心除烦，凉血消痈。

主治：胸痹心痛，脘腹胁痛，癥瘕积聚，热痹疼痛，心烦不眠，月经不调，痛经，经闭，疮疡肿痛。

用法用量：煎服，10 ~ 15g。

药理研究：主要化学成分有丹参酮、丹参酚酸类、挥发油类及无机物等。

（1）抗心律失常作用。

（2）保护血管内皮细胞作用。

（3）抗动脉粥样硬化作用。

（4）改善微循环作用。

（5）抗心肌缺血作用。

（6）其他：抗高血脂、抗肿瘤、清除自由基作用。

注意事项：不宜与藜芦同用。

3. 三棱

药用部分：黑三棱科植物黑三棱的干燥块茎。

别名：泡三棱，芩根，京三棱，红蒲根，光三棱，黑三棱，芩草，三棱草。

性味归经：辛、苦，平。归肝、脾经。

功效：破血行气，消积止痛。

主治：癥瘕痞块，痛经，血瘀经闭，胸痹心痛，食积胀痛。

用法用量：煎服，5～10g。

药理研究：含挥发油类、苯丙素类、黄酮类等化学成分。

（1）对血液流变学的影响：三棱可通过减小血液中的血细胞压积、减慢血沉速率从而降低全血黏度，起到活血化瘀的作用。

（2）抗血小板聚集及抗血栓作用：三棱水煎液、总黄酮及乙酸乙酯与正丁醇提取物均具有显著抗凝血及抗血栓作用。

（3）保护心脑血管作用：三棱可以通过抑制平滑肌细胞增殖、抗动脉粥样硬化来发挥保护心血管的作用。

（4）抗炎镇痛作用。

（5）抗肿瘤作用：三棱可通过阻断NF-κB信号通路诱导胃癌细胞凋亡。亦可对抗恶性黑色素瘤、子宫肌瘤等。

（6）抗纤维化作用：三棱常与莪术联合应用，发挥抗肺纤维化、肝纤维化和肠道纤维化的作用。其作用机制包括抑制单核细胞趋化蛋白-1（MCP-1）过表达、延长凝血时间。

（7）其他：杀精、堕胎等。

注意事项：孕妇禁用；不宜与芒硝、玄明粉同用。

4. 莪术

药用部分：姜科植物蓬莪术、广西莪术或温郁金的干燥根茎。

别名：温莪术，蓬莪术，山姜黄，芋儿七，臭屎姜，蓝心姜，黑心姜，羌七，蓬莪茂。

性味归经：辛、苦，温。归肝、脾经。

功效：行气破血，消积止痛。

主治：癥瘕痞块，瘀血经闭，胸痹心痛，食积胀痛。

用法用量：煎服，6～9g。

药理研究：其化学成分主要为挥发油类和姜黄素类、多糖类、甾醇类、酚酸类、生物碱类等。具有以下作用：

（1）抗肿瘤作用。

（2）抗血栓作用。

（3）抗菌、抗病毒作用：莪术油中的主要成分莪术醇在试管内能抑制金黄色葡萄球菌、β-溶血性链球菌、大肠杆菌、伤寒杆菌等生长，对呼吸道合胞病毒有直接抑制作用，对流感病毒A1、A3型有直接灭活作用。

注意事项：月经量过多者及孕妇禁用。

5. 延胡索

药用部分：罂粟科植物延胡索的干燥块茎。

别名：玄胡索，元胡，延胡，元胡索等。

性味归经：辛、苦，温。归肝、脾经。

功效：活血，行气，止痛。

主治：胸胁、脘腹疼痛，胸痹心痛，经闭，痛经，产后瘀阻，跌扑肿痛。

用法用量：煎服，3～10g；研末吞服，一次1.5～3g。

药理研究：含有延胡索甲素、延胡索乙素、延胡索丙素、有机酸等有效成分。具有以下作用：

（1）对心脑血管系统具有一定的改善作用。

（2）抗心肌缺血作用。

（3）对脑缺血再灌注损伤有保护作用。

（4）镇痛作用。

（5）抑制胃酸分泌、抗溃疡作用：延胡索含有去氢延胡索甲素及少量延胡索乙素、原阿片碱，对胃、十二指肠溃疡效果明显。延胡索全碱具有抗大鼠幽门结扎性溃疡、水浸应激性溃疡和组胺溃疡的作用，对醋酸溃疡有抑制作用。

（6）其他：抗炎，抗菌，抗病毒，镇静，催眠，抗肿瘤等。

注意事项：孕妇慎用。

6. 桃仁

药用部分：蔷薇科植物桃或山桃的干燥成熟种子。

别名：毛桃仁，大桃仁。

性味归经：苦、甘，平。归心、肝、大肠经。

功效：活血祛瘀，润肠通便，止咳平喘。

主治：经闭，痛经，癥瘕痞块，肺痈，肠痈，跌扑损伤，肠燥便秘，咳嗽气喘。

用法用量：煎服，5～10g。

药理研究：含脂类、苷类、糖类、蛋白质、氨基酸、苦杏仁酶、尿囊素酶等化学成分。具有以下作用：

（1）保护心血管作用。

（2）促进黑色素合成作用。

（3）保护呼吸系统作用：桃仁和杏仁均含有苦杏仁苷，因此常常联用以发挥止咳平喘的作用。

（4）保护肝、肾功能作用。

（5）免疫调节作用。

注意事项：孕妇慎用。

7. 红花

药用部分：菊科植物红花的干燥花。

别名：草红花，刺红花，杜红花，金红花。

性味归经：辛，温。归心、肝经。

功效：活血通经，散瘀止痛。

主治：经闭，痛经，恶露不行，癥瘕痞块，胸痹心痛，瘀滞腹痛，胸胁刺痛，跌扑损伤，疮疡肿痛。

用法用量：煎服，3～10g。

药理研究：含黄酮类、酚类、脂肪酸类等有效成分。具有以下作用：

（1）抗凝作用。

（2）保护心肌作用。

（3）稳定血管内皮细胞作用。

（4）治疗心血管疾病作用。

（5）治疗糖尿病并发症作用。

注意事项：孕妇慎用。

8. 郁金

药用部分：姜科植物温郁金、姜黄，广西莪术或蓬莪术的干燥块根。

别名：黄郁，马蒁，郁金子，玉金，川郁金，广郁金。

性味归经：辛、苦，寒。归肝、心、肺经。

功效：活血止痛，行气解郁，清心凉血，利胆退黄。

主治：胸胁刺痛，胸痹心痛，经闭，痛经，乳房胀痛，热病神昏，癫痫发狂，血热吐衄，黄疸尿赤。

用法用量：煎服，3～10g。

药理研究：主要含酚类成分及挥发油类、生物碱类、多糖类、木脂素、脂肪酸等。具有以下作用：

（1）抗肿瘤作用：郁金对胃癌细胞有很好的抑制作用。温郁金可以逆转人耐长春新碱胃腺癌细胞（SGC7901/VCR）的多药耐药性，促进长春新碱（VCR）诱导胃腺癌细胞凋亡及细胞周期阻滞，抑制胃癌细胞增长。

（2）保肝作用。

（3）降血脂作用。

（4）抑菌、抗炎作用：郁金对金黄色葡萄球菌、铜绿假单胞菌、索氏志贺氏菌、痢疾杆菌、枯草杆菌等均有很好的抑制作用。

（5）其他：促凝、抗氧化作用。

注意事项：不宜与丁香、母丁香同用。

（十）化痰药

1. 半夏

药用部分：天南星科植物半夏的干燥块茎。

别名：三叶半夏、三叶老、三步跳、麻芋果、燕子尾。

性味归经：辛，温；有毒。归脾、胃、肺经。

功效：燥湿化痰，降逆止呕，消痞散结。

主治：湿痰寒痰，咳喘痰多，痰饮眩悸，风痰眩晕，痰厥头痛，呕吐反胃，胸脘痞闷，梅核气；外治痈肿痰核。

用法用量：内服，一般炮制后使用，3 ~ 9g。外用适量，磨汁涂或研末以酒调敷患处。

药理研究：主要含挥发油类、茴香脑、柠檬醛、有机酸等。具有以下作用：

（1）镇咳作用。

（2）抗肿瘤作用：对宫颈癌、甲状腺肿瘤、食管及贲门癌梗阻等有效。

（3）镇吐和催吐作用：镇吐的作用机制为对呕吐中枢的抑制，镇吐作用与其所含甲硫氨酸、生物碱、葡糖醛酸苷等有关。生半夏及其未经高温处理的流浸膏有催吐作用，该作用与所含3，4–二羟基苯甲醛葡萄糖苷有关，其苷元有强烈的刺激性。

（4）对中枢神经系统的作用：半夏能抑制中枢神经系统，具有一定程度的镇痛和镇静催眠作用。

（5）对消化系统的作用：半夏有显著的抑制胃酸分泌的作用，可降低胃液酸度、增加肠道蠕动，对多种原因所致的胃溃疡有显著的预防和治疗作用。

（6）降血压作用。

（7）其他：解毒、抗炎、抗真菌等作用。

注意事项：阴虚燥咳、津伤口渴、血证及燥痰者慎服，孕妇慎服。半夏使用不当可引起中毒，表现为口舌咽喉痒痛麻木，声音嘶哑，言语不清，流涎，味觉消失，恶心呕吐，胸闷，腹痛腹泻，严重者可出现喉头痉挛，呼吸困难，四肢麻痹，血压下降，肝肾功能损害等，最后可因呼吸中枢麻痹而死亡。

2. 竹茹

药用部分：禾本科植物青秆竹、大头典竹或淡竹茎秆的干燥中间层。

别名：竹皮，淡竹皮茹，青竹茹，淡竹茹，麻巴，竹二青，竹子青。

性味归经：甘，微寒。归肺、胃、心、胆经。

功效：清热化痰，除烦止呕。

主治：痰热咳嗽，胆火挟痰，惊悸不宁，心烦失眠，中风痰迷，舌强不语，胃热呕吐，妊娠恶阻，胎动不安。

用法用量：内服：煎汤，5～10g；或入丸、散。外用：适量，熬膏贴。

药理研究：竹茹含有对cAMP磷酸二酯酶抑制作用的成分，包括2，5-二甲氧基-对-羟基苯甲醛、丁香醛、松柏醛。具有以下作用：

（1）增加尿中氯化物含量作用。

（2）升血糖作用。

（3）抗菌作用：竹茹粉对白色葡萄球菌、枯草杆菌、大肠杆菌及伤寒杆菌等有较强的抗菌作用。

注意事项：寒痰咳喘、胃寒呕逆及脾虚泄泻者禁服。

3. *旋覆花*

药用部分：菊科植物旋覆花或欧亚旋覆花的干燥头状花序。

别名：旋复花，金佛花，金佛草，六月菊。

性味归经：苦、辛、咸，微温。归肺、脾、胃、大肠经。

功效：降气，消痰，行水，止呕。

主治：风寒咳嗽，痰饮蓄结，胸膈痞闷，喘咳痰多，呕吐噫气，心下痞硬。

用法用量：煎服，3～9g，包煎。

药理研究：主要化学成分有倍半萜内酯，多种甾醇。具有以下作用：

（1）平喘、镇咳作用：旋覆花黄酮对组胺引起的豚鼠支气管痉挛性哮喘有明显的缓解作用，对组胺引起的豚鼠离体气管痉挛亦有对抗作用，但较氨茶碱的作用慢而弱。

（2）抗菌作用：旋覆花煎剂对金黄色葡萄球菌、炭疽杆菌和福氏痢疾杆菌Ⅱa株有明显的抑制作用。

（3）杀虫作用：旋覆花内酯对阴道滴虫和溶组织内阿米巴均有强大的杀灭作用。

注意事项：阴虚痨嗽、风热燥咳者禁服。

4. 川贝母

药用部分：百合科植物川贝母、暗紫贝母、甘肃贝母、梭砂贝母、太白贝母或瓦布贝母的干燥鳞茎。

别名：贝母，川贝，岷贝，雪山贝等。

性味归经：苦、甘，微寒。归肺、心经。

功效：清热润肺，化痰止咳，散结消痈。

主治：肺热燥咳，干咳少痰，阴虚劳嗽，痰中带血，瘰疬，乳痈，肺痈。

用法用量：煎服，3～10g；研粉冲服，一次1～2g。

药理研究：主要含生物碱类成分。具有以下作用：

（1）对呼吸系统的作用：川贝母具有明确的镇咳、祛痰、平喘作用。

（2）降血压作用。

（3）抗菌作用：贝母碱、去氢贝母碱和鄂贝啶碱对革兰阳性金黄色葡萄球菌和革兰阴性卡他球菌具有抗菌活性。

（4）抗炎作用：平贝母水提物能降低小鼠毛细血管通透性，具有抗炎作用。

（5）抗肿瘤作用。

注意事项：脾胃虚寒及寒痰、湿痰者慎服。不宜与川乌、制川乌、草乌、制草乌、附子同用。

（十一）补气药

1. 人参

药用部分：五加科植物人参的干燥根和根茎。

别名：人衔，鬼盖，土精，神草，黄参，血参，地精，孩儿参。

性味归经：甘、微苦，微温。归脾、肺、心、肾经。

功效：大补元气，复脉固脱，补脾益肺，生津养血，安神益智。

主治：体虚欲脱，肢冷脉微，脾虚食少，肺虚喘咳，津伤口渴，内热消渴，气血亏虚，久病虚羸，惊悸失眠，阳痿宫冷。

用法用量：3～9g，另煎兑服；研粉吞服，一次2g，一日2次。

药理研究：含人参皂苷、人参多糖、挥发油类（萜类、醇类、脂肪酸类等）和氨基酸等。具有以下作用：

（1）抗肿瘤作用：人参皂苷Rg3、Rg1、Rb1、Rh2等均具有显著的抗肿瘤活性，它们在促进肿瘤细胞凋亡、抑制肿瘤细胞生长、抑制肿瘤血管生成及调节免疫功能等多方面发挥作用。人参多糖也可激活T细胞，抑制肿瘤细胞的生长。

（2）对神经系统的作用：人参皂苷对中枢神经系统的调节作用主要表现为对兴奋神经的促进与抑制作用，使之趋于平衡，可提高人体记忆力，抗老年痴呆，减轻疲劳。

（3）对心血管的作用：人参皂苷具有调控心律失常，抑制血管细胞凋亡，改善心肌缺血和舒张血管等作用。

（4）免疫调节作用：人参皂苷可作用于机体的免疫器官、免疫细胞和免疫分子，提高机体非特异性免疫和特异性免疫功能。人参多糖主要通过刺激免疫细胞成熟、分化，提升免疫活性，来提高特异性免疫和非特异性免疫功能。

（5）其他：抑菌、改善心肌损伤、抗炎、抗氧化、解毒作用。

注意事项：不宜与藜芦、五灵脂同用。

2. 党参

药用部分：桔梗科植物党参、素花党参或川党参的干燥根。

别名：东党，台党，潞党，口党。

性味归经：甘，平。归脾、肺经。

功效：健脾益肺，养血生津。

主治：脾肺气虚，食少倦怠，咳嗽虚喘，气血不足，面色萎黄，心悸气短，津伤口渴，内热消渴。

用法用量：煎服，9～30g。

药理研究：党参根含皂苷、微量生物碱、蔗糖、葡萄糖、菊糖、淀粉、黏液及树脂等。川党参根含挥发油类、黄芩素葡萄糖苷、微量生物碱、多糖、菊糖、皂苷。具有以下作用：

（1）增强机体应激能力、免疫功能，延缓衰老。

（2）抗溃疡作用：党参可抗胃黏膜急性损伤，其作用机制可能是通过提高前列腺素的量来对抗胃泌素的泌酸作用，刺激胃黏膜合成和释放表皮生长因子。

（3）抗肿瘤作用：党参多糖对肿瘤细胞有直接的抑制作用，或作为免疫调节剂而起间接作用，包括对肝癌细胞和胃癌细胞的抑制作用。

（4）升高血糖水平。

（5）抑菌作用：对大肠杆菌、金黄色葡萄球菌、链球菌和沙门氏菌有抑制作用。

（6）抗心肌缺血、缺氧作用。

注意事项：实证、热证禁服；正虚邪实证，不宜单独应用，不宜与黎芦同用。

3. 黄芪

药用部分：豆科植物蒙古黄芪或膜荚黄芪的干燥根。

别名：黄耆，木耆，绵黄芪，王孙，箭芪。

性味归经：甘，微温。归肺、脾经。

功效：补气升阳，固表止汗，利水消肿，生津养血，行滞通痹，托毒排脓，敛疮生肌。

主治：气虚乏力，食少便溏，中气下陷，久泻脱肛，便血崩漏，表虚自汗，气虚水肿，内热消渴，血虚萎黄，半身不遂，痹痛麻木，痈疽难溃，久溃不敛。

用法用量：煎服，9～30g。

药理研究：膜荚黄芪根含2′，4′ –二羟基–5，6–二甲氧基异黄酮、胆碱、甜菜碱、氨基酸、蔗糖、葡萄糖醛酸及微量的叶酸。蒙古黄芪根含β–谷甾醇、亚油酸及亚麻酸。具有以下作用：

（1）免疫作用：对细菌引起的病变具有抑制作用，还具有强化病毒干扰的能力；能提升患者免疫力，而且可适当调节患者的免疫功能。

（2）增强机体耐缺氧能力和应激能力。

（3）促进机体代谢作用。

（4）改善心脏功能作用：黄芪对于患者的心脏功能来说，有十分积极的促进作用，可以增强心肌的收缩力，对于中毒或因疲劳而发生心力衰竭的患者来说，有十分明显的强心作用，具体可以表现为提高心脏的收缩幅度，提高心脏的排血量。

（5）保肝作用。

（6）抗氧化作用。

（7）保肾作用。

（8）其他：降血压、保护呼吸道等作用。

注意事项：表实邪盛、湿阻气滞、肠胃积滞、阴虚阳亢、痈疽初起或溃后热毒尚盛者，均禁服。

4. 白术

药用部分：菊科植物白术的干燥根茎。

别名：山蓟，杨枹蓟，山芥，天蓟，山姜，山连，山精，乞力伽，冬白术。

性味归经：苦、甘，温。归脾、胃经。

功效：健脾益气，燥湿利水，止汗，安胎。

主治：脾虚食少，腹胀泄泻，痰饮眩悸，水肿，自汗，胎动不安。

用法用量：内服，煎汤，6～12g；熬膏；入丸、散。

药理研究：其化学成分主要为挥发油类（苍术酮，白术内酯Ⅰ、Ⅱ、Ⅲ和双白术内酯等），白术多糖，氨基酸等。具有以下作用：

（1）对胃肠道的双向调节作用：白术对胃肠道平滑肌具有双向调节作用，既能缓解平滑肌痉挛，又能恢复被过度抑制的正常运动。这种双向调节作用是白术治疗便秘、腹胀泄泻等疾病的基础。

（2）抗肿瘤作用：白术有效成分能抑制肺癌、宫颈癌、卵巢癌、大肠癌、腹水性肿瘤以及黑色素瘤细胞株的增殖。

（3）抗炎作用。

（4）利尿消肿作用。

（5）保肝作用：白术多糖具有明显的防治非酒精性脂肪性肝炎的作用，且其降脂效果与罗格列酮相当，在改善肝损伤指标方面效果更明显。

（6）其他：保护心肌、抗凝血、降血糖、降血脂、抗氧化、增强免疫、镇静安神等作用。

注意事项：阴虚内热，津液亏耗者不宜使用。

5. 山药

药用部分：薯蓣科植物薯蓣的干燥根茎。

别名：薯蓣，山薯蓣，怀山药，淮山药，白山药。

性味归经：甘，平。归脾、肺、肾经。

功效：补脾养胃，生津益肺，补肾涩精。

主治：脾虚食少，久泻不止，肺虚喘咳，肾虚遗精，带下尿频，虚热消渴。

麸炒山药补脾健胃。用于脾虚食少，泄泻便溏，白带过多者。

用法用量：内服，煎汤，15～30g，大剂量60～250g；入丸、散。外用，适量，捣敷。补阴，宜生用；健脾止泻，宜炒用。

药理研究：主要含薯蓣皂苷，多巴胺，盐酸山药碱，多酚氧化酶等。具有以下作用：

（1）调节机体对非特异性刺激的反应性。

（2）抗衰老作用：薯蓣皂苷是一种天然、安全和有效的抗氧化剂，在一定范围内，具有较强的铁还原能力和清除DPPH自由基能力。

（3）增强免疫作用。

（4）调节肠道功能作用：山药能抑制正常大鼠胃排空运动和肠管推进运动，也能明显抑制苦寒泻下药引起的大鼠胃肠运动亢进。

（5）胃黏膜修复作用：山药能促进皮肤溃疡面和伤口愈合，具有生肌作用，可用于治疗胃及十二指肠溃疡。

（6）降血脂作用。

（7）其他：降血糖、抗肿瘤、增加血小板数量等作用。

注意事项：有实邪者忌服。

6. 大枣

药用部分：鼠李科植物枣的干燥成熟果实。

别名：壶，木蜜，干枣，美枣，良枣，红枣，干赤枣，胶枣，南枣，白蒲枣，半官枣。

性味归经：甘，温。归脾、胃、心经。

功效：补中益气，养血安神。

主治：脾虚食少，乏力便溏，妇人脏躁。

用法用量：内服，煎汤，6～15g。

药理研究：主要含有生物碱类、三萜酸类、皂苷、多糖等化学成分。具有以下作用：

（1）抗肿瘤作用：大枣多糖对肿瘤细胞的增殖有抑制作用，大枣提取物可以诱导肿瘤细胞凋亡。

（2）促进造血作用：大枣具有显著的补血生气的作用，可以刺激骨髓造血。

（3）修复肝损伤、抗疲劳作用。

（4）抗过敏作用：可能与大枣可使白细胞内cAMP含量增高有关。

（5）增强免疫作用：大枣中多糖含量较高，可有效提高机体免疫力，免疫增强作用明显。

注意事项：凡有湿痰、积滞、齿病、虫病者，均不相宜。

7. 西洋参

药用部分：五加科植物西洋人参的干燥根。

别名：洋参，西参，花旗参，西洋人参，美国人参，美洲人参，五指，红果，广东人参，法兰参，佛兰参，顶顶光，种洋参，原皮西洋参等。

性味归经：甘、微苦，凉。归心、肺、肾经。

功效：补气养阴，清热生津。

主治：气虚阴亏，虚热烦倦，咳喘痰血，内热消渴，口燥咽干。

用法用量：3～6g，另煎兑服。

药理研究：含有西洋参皂苷、脂肪酸类、聚炔类、糖类、氨基酸类、甾醇类、黄酮类、挥发油类等活性成分。具有以下作用：

（1）保护心血管作用：西洋参茎叶总皂苷对急性心肌梗死大鼠非梗死区组织具有保护作用，具体是通过抗炎、保护血管内皮、调节能量代谢等途径保护心肌梗死后受损的非缺血区心肌组织。西洋参叶二醇组皂苷通过钙通道阻滞、减少自由基对心肌的氧化损伤，以及抑制急性心肌梗死时交感—肾上腺髓质过度兴奋，减少血管紧张素Ⅱ生成等作用保护实验性心肌缺血。

（2）免疫调节作用：随剂量增加而增强。

（3）对代谢的影响：西洋参总皂苷能明显降低高血糖大鼠血糖、血清总胆固醇和甘油三酯的水平，且能提高血清高密度脂蛋白和胰岛素含量。

（4）抗氧化作用。

（5）抗肿瘤作用：原人参二醇对乳腺癌、肺癌、前列腺癌和胰腺癌具有较强的抑制作用。

注意事项：中阳衰微、胃有寒湿者忌服。

8. 太子参

药用部分：石竹科植物孩儿参的干燥块根。

别名：孩儿参，米参，双批七，四叶参，童参。

性味归经：甘、微苦，平。归脾、肺经。

功效：益气健脾，生津润肺。

主治：脾虚体倦，食欲不振，病后虚弱，气阴不足，自汗口渴，肺燥干咳。

用法用量：9～30g，水煎服。

药理研究：太子参包含微量元素、氨基酸、糖类、核苷类、磷脂类、环肽类、脂肪酸类、油脂类、挥发性成分等。具有以下作用：

（1）保护心肌作用。

（2）增强机体免疫功能作用。

（3）抗氧化作用。

（4）降血糖作用：太子参多糖可明显降低空腹血糖水平，改善机体对胰岛素的敏感性。

（5）抗应激作用：太子参水煎液可显著增加小鼠在缺氧环境和高温环境下的存活时间，并提高小鼠的低温环境存活率，表明其能够提高小鼠的抗应激能力，增强机体对恶劣环境的适应能力。

（6）抗疲劳作用。

注意事项：表实邪盛者不宜用。

9. 白扁豆

药用部分：豆科植物扁豆的干燥成熟种子。

别名：火镰扁豆，峨眉豆，扁豆子，茶豆。

性味归经：甘，微温。归脾、胃经。

功效：健脾化湿，和中消暑。

主治：脾胃虚弱，饮食不振，大便溏泻，白带过多，暑湿吐泻，胸闷腹胀。

炒白扁豆健脾化湿。用于脾虚泄泻，白带过多者。

用法用量：9~15g，内服煎汤；生品捣研水绞汁；入丸、散。

药理研究：主要含胰蛋白酶抑制物、淀粉酶抑制物、血凝素A及B、豆甾醇、磷脂、糖类等。

（1）抗菌、解毒作用：白扁豆对痢疾杆菌有抑制作用，对食物中毒所引发的急性胃肠炎、呕吐等症状有缓解作用。

（2）抗氧化作用。

（3）抗肿瘤作用：白扁豆凝集素和糖肽类生物活性因子可以通过效应细胞被激活，选择性抑制肿瘤细胞，缓解癌性疼痛，可作为抗肿瘤辅助药物。

（4）对神经细胞缺氧性凋亡坏死起保护作用。

（5）治疗酒精性肝病及皮肤病。

注意事项：阴寒内盛者忌用。

10. 甘草

药用部分：豆科植物甘草、胀果甘草或光果甘草的干燥根和根茎。

别名：美草，蜜甘，蜜草，粉草，甜草，甜根子，棒草。

性味归经：甘，平。归心、肺、脾、胃经。

功效：补脾益气，清热解毒，祛痰止咳，缓急止痛，调和诸药。

主治：脾胃虚弱，倦怠乏力，心悸气短，咳嗽痰多，脘腹、四肢挛急疼痛，痈肿疮毒，缓解药物毒性、烈性。

用法用量：2～10g，内服煎汤。

药理研究：药用成分主要包括甘草黄酮、甘草酸、甘草多糖、甘草次酸等。具有以下作用：

（1）清除自由基作用。

（2）抗肿瘤作用。

（3）抗病毒作用：甘草酸对治疗SARS病毒、乙型肝炎病毒、艾滋病病毒等具有良好的效果。甘草多糖能够有效抵抗DNA类、RNA类病毒，能够有效抑制腺病毒Ⅱ型、水疱性口炎病毒以及牛痘病毒等。

（4）抗炎作用：甘草酸能够通过抑制脂加氧酶和磷脂酶A2的活性，达到减少前列腺素合成、释放的目的，从而有效抗炎。因此，甘草也被广泛地应用于各类急、慢性肝炎的临床治疗。

（5）调节免疫作用。

（6）保护心血管作用：能够有效地减少动脉粥样硬化的发生。

（7）其他：美白、抗衰老、治疗黄褐斑。

注意事项：不宜与海藻、京大戟、红大戟、甘遂、芫花同用。

（十二）补血药

1. 白芍

药用部分：毛茛科植物芍药的干燥根。

别名：白芍药，芍药，金芍药，杭芍等。

性味归经：苦、酸，微寒。归肝、脾经。

功效：养血调经，敛阴止汗，柔肝止痛，平抑肝阳。

主治：血虚萎黄，月经不调，自汗，盗汗，胁痛，腹痛，四肢挛痛，头痛眩晕。

用法用量：内服，煎汤，6～15g。

药理研究：含有芍药苷、牡丹酚芍药花苷、芍药内酯、苯甲酸、挥发油类等。

（1）中枢抑制作用：镇痛作用，抗惊厥作用，解热作用。镇痛、镇静、抗惊厥作用是白芍柔肝止痛、平抑肝阳的药理基础之一。

（2）抗痉挛作用：白芍具有松弛骨骼肌的作用。

（3）抗炎、抗溃疡作用：白芍总苷所具备的抗炎作用以及抑制巨噬细胞核转录因子活性的作用，会使得巨噬细胞的一氧化氮合酶表达逐渐降低，且和一氧化氮含量降低有直接关联。

（4）增强免疫作用。

（5）保肝作用。

（6）改善血液流变学作用：白芍具有降低血细胞比容、全血高切黏度和低切黏度，抑制血小板聚集的作用。

注意事项：虚寒之证者不宜单独应用。不宜与藜芦同用。

2. 当归

药用部分：伞形科植物当归的干燥根。

别名：干归，马尾当归，马尾归，云归，西当归，岷当归。

性味归经：甘、辛，温。归肝、心、脾经。

功效：补血活血，调经止痛，润肠通便。

主治：血虚萎黄，眩晕心悸，月经不调，经闭痛经，虚寒腹痛，风湿痹痛，跌扑损伤，痈疽疮疡，肠燥便秘。

酒当归活血通经，用于经闭痛经，风湿痹痛，跌扑损伤。

用法用量：内服，煎汤，6～12g。

药理研究：主要含挥发油类和有机酸类。具有以下作用：

（1）改善心肌缺血作用。

（2）抗炎镇痛作用：当归挥发油类能有效地抑制体内炎症，且对肝脏损伤有一定保护作用。

（3）对中枢神经系统有抑制作用，具有镇静安神作用。

（4）对凝血系统的影响：当归能增强血浆纤维蛋白的溶解性，促进血浆纤维蛋白的溶解过程，延长血栓形成时间，发挥显著的抗血栓作用。

（5）促进造血作用。

注意事项：湿阻中满及大便溏泻者慎服。

3. 熟地黄

药用部分：生地黄的炮制加工品。

别名：熟地。

性味归经：甘，微温。归肝、肾经。

功效：滋阴补血，益精填髓。

主治：血虚萎黄，心悸怔忡，月经不调，崩漏下血，肝肾阴虚，腰膝酸软，骨蒸潮热，盗汗遗精，内热消渴，眩晕，耳鸣，须发早白。

用法用量：内服，煎汤，9～15g；入丸、散。

药理研究：主要含苯乙烯苷类成分。具有以下作用：

（1）抗氧化与抗衰老作用。

（2）促进造血作用。

（3）调节免疫功能作用。

（4）抗突变及抑制肿瘤作用。

（5）增强记忆力作用。

注意事项：脾胃虚弱、气滞痰多、腹满便溏者忌服。

4. 阿胶

药用部分：马科动物驴的干燥皮或鲜皮经煎煮、浓缩制成的固体胶。

别名：傅致胶，盆覆胶，驴皮胶。

性味归经：甘，平。归肺、肝、肾经。

功效：补血滋阴，润燥，止血。

主治：血虚萎黄，眩晕心悸，肌痿无力，心烦不眠，虚风内动，肺燥咳嗽，劳嗽咯血，吐血尿血，便血崩漏，妊娠胎漏。

用法用量：3～9g，烊化兑服。

药理研究：主要含蛋白质及肽类成分。具有以下作用：

（1）抗贫血作用。

（2）对肿瘤的作用：复方阿胶浆对SIA肉疗瘤具有一定的抑制作用，可明显延长荷瘤小鼠的生存时间，有效减轻放疗、化疗带来的免疫力低下、体重下降等不良反应和降低继发感染性死亡的概率，联合化疗应用具有协同增效作用。

（3）对免疫功能有正向调节作用。

（4）对心血管系统的作用：阿胶能升高血压，改善低血压状态，同时阿胶能扩张血管，缩短部分凝血酶原活化时间，提高血小板数量，降低病变血管的通透性。

（5）其他：阿胶口服液可提高血钙、血磷含量，可用于治疗骨质疏松。

注意事项：脾胃虚弱者慎服。

（十三）补阴药

1. 南沙参

药用部分：桔梗科植物轮叶沙参或沙参的干燥根。

别名：泡参，泡沙参，白参，羊乳，羊婆奶，铃儿草，虎须。

性味归经：甘，微寒。归肺、胃经。

功效：养阴清肺，益胃生津，化痰，益气。

主治：肺热燥咳，阴虚劳嗽，干咳痰黏，胃阴不足，食少呕吐，气阴不足，烦热口干。

用法用量：9～15g，煎服。

药理研究：主要含三萜类成分。具有以下作用：

（1）增强免疫功能作用。

（2）抗衰老、清除自由基作用。

（3）抗真菌作用。

（4）强心作用。

（5）保肝作用：研究表明，南沙参多糖对慢性乙型肝炎患者有较好的保肝、降酶、改善临床症状等作用。

注意事项：风寒作嗽及肺胃虚寒者忌服。不宜与黎芦同用。

2. 麦冬

药用部分：百合科植物麦冬的干燥块根。

别名：沿阶草，书带草，麦门冬，寸冬。

性味归经：甘、微苦，微寒。归心、肺、胃经。

功效：养阴生津，润肺清心。

主治：肺燥干咳，阴虚痨嗽，喉痹咽痛，津伤口渴，内热消渴，心烦失眠，肠燥便秘。

用法用量：6～12g，煎服。

药理研究：主要含皂苷类成分及高异黄酮类成分。具有以下作用：

（1）降血糖作用。

（2）保护心血管系统作用。

（3）增强免疫功能作用。

（4）延缓皮肤衰老作用。

（5）抗炎作用。

（6）抗肿瘤作用。

注意事项：脾胃虚寒泄泻，胃有痰饮湿浊及初感风寒咳嗽者均忌服。

3. 天冬

药用部分：百合科植物天冬的干燥块根。

别名：三百棒，武竹，丝冬，老虎尾巴根，天冬草，明天冬。

性味归经：甘、苦，寒。归肺、肾经。

功效：养阴润燥，清肺生津。

主治：肺燥干咳，顿咳痰黏，腰膝酸痛，骨蒸潮热，内热消渴，热病津伤，咽干口渴，肠燥便秘。

用法用量：6～12g，水煎服。

药理研究：主要含甾体皂苷类成分。具有以下作用：

（1）抗氧化、延缓衰老作用。

（2）降血糖作用。

（3）抗菌作用：煎剂体外对炭疽杆菌、甲型及乙型溶血性链球菌、白喉杆菌、类白喉杆菌、肺炎链球菌、金黄色葡萄球菌、柠檬色葡萄球菌、白色葡萄球菌及枯草杆菌均有不同程度的抑制作用。

（4）抗肿瘤作用：天冬对急性淋巴细胞型白血病、慢性粒细胞型白血病及急性单核细胞型白血病患者白细胞的脱氢酶有一定的抑制作用，并能抑制急性淋巴细胞型白血病患者白细胞的呼吸作用。

（5）镇咳、祛痰作用。

注意事项：虚寒泄泻或风寒咳嗽者禁用。

4. 石斛

药用部分：兰科植物金钗石斛、鼓槌石斛或流苏石斛的栽培品及其同属植物近似种的新鲜或干燥茎。

别名：林兰，禁生，杜兰，万丈须，金钗花，千年润，黄草。

性味归经：甘，微寒。归胃、肾经。

功效：益胃生津，滋阴清热。

主治：热病津伤，口干烦渴，胃阴不足，食少干呕，病后虚热不退，阴虚火旺，骨蒸劳热，目暗不明，筋骨痿软。

用法用量：煎服，6～12g；鲜品15～30g。

药理研究：金钗石斛主要含有生物碱类成分；鼓槌石斛主要含菲类成分；流苏石斛主要含菲类成分。具有以下作用：

（1）调节免疫功能作用。

（2）降血糖作用。

（3）抗氧化作用：石斛多糖能提高机体抗氧化能力，减轻肝脏炎症反应；能减少氧化产物生成，纠正氧化–抗氧化失衡状态。

（4）其他：石斛还具有抗炎、抗肿瘤、缓解疲劳等药理作用。

注意事项：热病早期阴未伤者，湿温病未化燥者，脾胃虚寒者，均禁服。

5. 玉竹

药用部分：百合科植物玉竹的干燥根茎。

别名：葳蕤，女萎，节地，玉术，竹节黄，竹七根，山包米，尾参，西竹，连竹。

性味归经：甘，微寒。归肺、胃经。

功效：养阴润燥，生津止渴。

主治：肺胃阴伤，燥热咳嗽，咽干口渴，内热消渴。

用法用量：煎服，6～12g。

药理研究：主要含黏多糖和甾类成分等。具有以下作用：

（1）抗氧化作用。

（2）降血糖作用。

（3）调节免疫功能作用。

（4）抗衰老作用。

（5）其他：保护心血管系统作用、抗肿瘤作用。

注意事项：脾胃虚寒泄泻、胃有痰饮湿浊及外感风寒咳嗽者均忌服。

6. 百合

药用部分：百合科植物卷丹、百合或细叶百合的干燥肉质鳞叶。

别名：重迈，百合蒜，蒜脑薯。

性味归经：甘，寒。归心、肺经。

功效：养阴润肺，清心安神。

主治：阴虚燥咳，劳嗽咳血，虚烦惊悸，失眠多梦，精神恍惚。

用法用量：煎服，6～12g。

药理研究：主要含甾体皂苷和糖类以及少量秋水仙碱。具有以下作用：

（1）止咳祛痰作用：百合水提物可促进呼吸道分泌物外排，具有明显的祛痰作用。

（2）镇静催眠作用：百合具有清心安神的功效，中医理论中的“安神”与镇静催眠的药理作用相吻合，现代药理学实验也证实百合具有镇静催眠作用。

（3）调节免疫功能作用。

（4）抗肿瘤作用。

（5）抗氧化作用。

（6）抗应激损伤作用：能提高机体耐缺氧的能力。

（7）其他：抗炎、抗抑郁、抑菌等作用。

注意事项：风寒咳嗽及中寒便溏者禁服。

（十四）补阳药

益智仁

药用部分：姜科植物益智的干燥成熟果实。

别名：益智子，摘芋子。

性味归经：辛，温。归脾、肾经。

功效：温脾止泻摄涎，暖肾缩尿固精。

主治：脾胃虚寒，呕吐，泄泻，腹中冷痛，口多唾涎，肾虚遗尿，尿频，遗精，白浊。

用法用量：内服，煎汤，3～9g；入丸、散。

药理研究：主要含挥发油类及庚烷衍生物类成分等。具有以下作用：

（1）对前列腺素合成有抑制作用。

（2）对心脏的作用：益智仁的甲醇提取物有增强豚鼠左心房收缩力的作用。

（3）钙拮抗作用。

（4）抑制回肠收缩及抗肿瘤作用。

（5）其他：增强记忆力及免疫力等作用。

注意事项：阴虚火旺者禁服。

（十五）收涩药

1. 芡实

药用部分：睡莲科植物芡的干燥成熟种仁。

别名：鸡头莲，鸡头荷，刺莲藕，鸡头米，假莲藕，刀芡实，水鸡头等。

性味归经：甘、涩，平。归脾、肾经。

功效：益肾固精，补脾止泻，除湿止带。

主治：遗精滑精，遗尿尿频，脾虚久泻，白浊，带下。

用法用量：9～15g，水煎服。

药理研究：主要含淀粉、蛋白质、脂肪及多种维生素。具有以下作用：

（1）抗氧化及清除自由基作用。

（2）改善心肌缺血作用。

（3）降低尿蛋白，延缓糖尿病性肾病的进程作用。

（4）抑菌作用：芡实多糖对金黄色葡萄球菌、酿酒酵母菌、枯草杆菌、大肠杆菌有抑制作用。

（5）降血糖作用。

（6）预防胃黏膜损伤作用：芡实原料药的醇、水提取物合并后具有保护胃黏膜的作用，其作用机制可能与芡实能够抑制胃黏膜中自由基的生成有关。

注意事项：大小便不利者禁服；食滞不化者慎服。

2. 莲子

药用部分：睡莲科植物莲的干燥成熟种子。

别名：藕实，水芝丹，莲实，莲蓬子，莲肉。

性味归经：甘、涩，平。归脾、肾、心经。

功效：补脾止泻，止带，益肾涩精，养心安神。

主治：脾虚泄泻，带下，遗精，心悸失眠。

用法用量：6 ~ 15g，水煎服。

药理研究：主要含黄酮类化合物。具有以下作用：

（1）调节免疫功能作用。

（2）抗氧化、延缓衰老作用。

（3）对肾缺血再灌注损伤的保护作用。

（4）抗肿瘤作用。

（5）改善消化系统功能作用。

注意事项：大便秘结者慎服。

3. 五味子

药用部分：木兰科植物五味子的干燥成熟果实。

别名：玄及，会及，五梅子，山花椒，壮味，五味，吊榴。

性味归经：酸、甘，温。归肺、心、肾经。

功效：收敛固涩，益气生津，补肾宁心。

主治：久咳虚喘，梦遗滑精，遗尿尿频，久泻不止，自汗盗汗，津伤口渴，内热消渴，心悸失眠。

用法用量：2～6g，水煎服。

药理研究：主要含多种木脂素类以及挥发油类等成分。具有以下作用：

（1）对肝损伤的影响：五味子醇提物能降低由四氯化碳、硫代乙醇胺等引起的实验动物谷丙转氨酶升高。γ－五味子素（五味子乙素）具抗肝损伤作用。

（2）对中枢神经系统的作用：五味子素具有广泛的中枢抑制作用，并且有安定作用。

（3）对心血管的作用：五味子有强心作用，其水浸液及稀醇浸液可增强心肌收缩力，增加血管张力。

（4）对免疫功能的影响：能增强机体对非特异性刺激的防御能力。

（5）抗菌作用：五味子乙醇浸液在体外对炭疽杆菌、金黄色葡萄球菌、白色葡萄球菌、伤寒杆菌、霍乱弧菌等均有抑制作用。

注意事项：凡表邪未解，内有实热，咳嗽初起，麻疹初发者不宜服用。

4. 海螵蛸

药用部分：乌贼科动物无针乌贼或金乌贼的干燥内壳。

别名：乌贼骨，乌鲗骨，墨鱼骨等。

性味归经：咸、涩，温。归脾、肾经。

功效：收敛止血，涩精止带，制酸止痛，收湿敛疮。

主治：吐血衄血，崩漏便血，遗精滑精，赤白带下，胃痛吞酸；外治损伤出血，湿疹湿疮，溃疡不敛。

用法用量：煎服，5～10g。外用适量，研末敷患处。

药理研究：主要含碳酸钙、壳角质、黏液质等。具有以下作用：

（1）制酸止痛作用：海螵蛸中所含碳酸钙，可中和胃酸，缓解呕酸及烧心症状，还可促进溃疡面炎症吸收，阻止出血，减轻局部疼痛，故可作制酸剂。

（2）止血作用：海螵蛸所含胶质、有机质和胃液作用后，可在溃疡面形成一层保护膜，使出血趋于凝结，故有止血作用。乌贼骨粉海绵可用作局部止血剂。

（3）接骨作用：海螵蛸有明显促进骨缺损修复作用，其中陈年海螵蛸作用尤为明显。海螵蛸具有细微孔结构，可为骨组织形成提供网络格子桥，便于骨痂形成。

注意事项：阴虚多热者忌服。

5. 肉豆蔻

药用部分：肉豆蔻科植物肉豆蔻的干燥种仁。

别名：迦拘勒，豆蔻，肉果，顶头肉，玉果，扎地等。

性味归经：辛，温。归脾、胃、大肠经。

功效：温中行气，涩肠止泻。

主治：脾胃虚寒，久泻不止，脘腹胀痛，食少呕吐。

用法用量：3～10g，水煎服。

药理研究：主要含挥发油类。具有以下作用：

（1）镇静催眠作用。

（2）抗菌作用：甲基异丁香酚对金黄色葡萄球菌和肺炎链球菌有抑制作用。

（3）麻醉作用。

（4）对胃肠道的刺激作用：本品所含挥发油类对胃肠道有刺激作用，少量能促进胃液的分泌和刺激胃肠蠕动，大剂量则有抑制作用。

（5）降低谷丙转氨酶活性的作用。

注意事项：湿热泻痢及阴虚火旺者禁服。

（十六）解表药

1. 紫苏叶

药用部分：唇形科植物紫苏的干燥叶（或带嫩枝）。

别名：苏叶，赤苏，紫苏，皱苏，尖苏，香苏叶，鸡冠紫苏，子苏。

性味归经：辛，温。归肺、脾经。

功效：解表散寒，行气和胃。

主治：风寒感冒，咳嗽呕恶，妊娠呕吐，鱼蟹中毒。

用法用量：5～10g，水煎服。

药理研究：主要含挥发油类。具有以下作用：

（1）解热作用：紫苏叶煎剂及浸剂有微弱的解热作用。

（2）抑菌作用：紫苏叶在试管内能抑制葡萄球菌生长。

（3）升血糖作用。

（4）促进肠道蠕动作用。

（5）镇静作用。

注意事项：气弱表虚者慎服。

2. 生姜

药用部分：姜科植物姜的新鲜根茎。

别名：姜根，百辣云，勾装指，因地辛，炎凉小子，鲜生姜。

性味归经：辛，微温。归肺、脾、胃经。

功效：解表散寒，温中止呕，化痰止咳，解鱼蟹毒。

主治：风寒感冒，胃寒呕吐，寒痰咳嗽，鱼蟹中毒。

用法用量：3～10g，水煎服。

药理研究：主要含挥发性成分。具有以下作用：

（1）抗氧化作用。

（2）改善脂质代谢，降血脂作用。

（3）改善心脑血管系统功能作用：生姜中的姜辣素是一种强有力的强心剂，其主要强心成分是姜酚和姜烯酚。生姜水提物可抑制二磷酸腺苷、肾上腺素、胶原、花生四烯酸引起的血小板聚集，明显抑制血小板血栓素生物合成和血小板环氧化酶的生成。

（4）防辐射作用。

（5）抗微生物作用。

（6）抗肿瘤作用。

（7）降血糖作用。

注意事项：阴虚内热者忌服。

3. 桂枝

药用部分：樟科植物肉桂的干燥嫩枝。

别名：柳桂。

性味归经：辛、甘，温。归心、肺、膀胱经。

功效：发汗解肌，温通经脉，助阳化气，平冲降气。

主治：风寒感冒，脘腹冷痛，血寒经闭，关节痹痛，痰饮，水肿，心悸，奔豚。

用法用量：3～10g，水煎服。

药理研究：主要含挥发油类。具有以下作用：

（1）抗病毒作用：桂枝煎剂能有效抑制亚洲甲型京科68-1株流感病毒和孤儿病毒。桂枝挥发油类具有抗病毒效应，挥发油类中的桂皮醛是有效的抗病毒成分。

（2）抑菌作用：桂枝醇提物在体外能抑制金黄色葡萄球菌、枯草杆菌、大肠杆菌、沙门氏菌、变形杆菌、肺炎链球菌、霍乱弧菌等。

（3）解热镇痛作用。

（4）利尿作用。

（5）抗炎、抗过敏作用：桂枝具备较佳的炎性肿胀抑制作用。桂枝中的挥发油类可经呼吸系统排出，能有效缓解呼吸道炎症。

（6）其他：桂枝能够增加冠状动脉血流量，作用部位不同，桂枝对血管表现出的作用也不尽相同。此外，有研究结果显示，桂枝中桂皮醛对SV40病毒引发的肿瘤具有良好的抑制作用。

注意事项：凡具外感热病、阴虚火旺、血热妄行等证者，均当忌用。孕妇及月经过多者慎用。

4. 薄荷

药用部分：唇形科植物薄荷的干燥地上部分。

别名：野薄荷，夜息香。

性味归经：辛，凉。归肺、肝经。

功效：疏散风热，清利头目，利咽，透疹，疏肝行气。

主治：风热感冒，风温初起，头痛，目赤，喉痹，口疮，风疹，麻疹，胸胁胀闷。

用法用量：3～6g，煎服，宜后下。

药理研究：主要含挥发油类。具有以下作用：

（1）抗病毒作用：包括抗单纯疱疹病毒、呼吸道合胞病毒，并对牛痘病毒、孤儿病毒、Semliki森林病毒和流行性腮腺炎病毒有抑制作用。

（2）抗肿瘤作用：通过体外实验发现薄荷对人恶性子宫颈细胞、人肺癌细胞A549、人卵巢腺癌细胞SK-OV-3等具有不同程度的抑制作用。

（3）镇痛、止痒作用：薄荷脑涂于局部，可刺激神经引起凉感，并抑制痛觉神经。

（4）利胆作用。

（5）抗刺激、止咳作用。

（6）抗着床、抗早孕作用。

（7）薄荷醇局部应用可治头痛、神经痛、瘙痒等。

（8）抑菌作用：薄荷中富含丰富的挥发性物质，这些物质对于某些病原微生物有良好的抑制作用。

注意事项：体虚多汗者不宜使用。

5. 香薷

药用部分：唇形科植物石香薷或江香薷的干燥地上部分。

别名：香菜，香茅，香绒，石香茅，石香薷，香茸，紫花香茅，蜜蜂草，细叶香薷，小香薷，小叶香薷，香草等。

性味归经：辛，微温。归肺、胃经。

功效：发汗解表，化湿和中，利水消肿。

主治：暑湿感冒，恶寒发热，头痛无汗，腹痛吐泻，水肿，小便不利。

用法用量：3～10g，煎汤，不可久煎，宜后下；入丸、散。

药理研究：主要含挥发油类。具有以下作用：

（1）抑菌、抗病毒作用：香薷中的挥发油类对大肠杆菌、金黄色葡萄球菌有抑制作用，并有直接抑制流感病毒的作用。

（2）对离体肠道平滑肌的作用：香薷中的挥发油类对小鼠、大鼠、豚鼠和家兔的离体回肠自发性收缩皆有较强的抑制作用。

（3）其他：实验表明，香薷中的挥发油类对机体非特异性和特异性免疫功能均有显著增强作用。

注意事项：表虚有汗者忌服。

6. 柴胡

药用部分：伞形科植物柴胡或狭叶柴胡的干燥根。

别名：地熏，茈胡，山菜，茹草，柴草，津柴胡，南柴胡等。

性味归经：辛、苦，微寒。归肝、胆、肺经。

功效：疏散退热，疏肝解郁，升举阳气。

主治：感冒发热，寒热往来，胸胁胀痛，月经不调，子宫脱垂，脱肛。

用法用量：煎服，3～10g。

药理研究：主要含皂苷类、多糖、有机酸、植物甾醇及黄酮类等。具有以下作用：

（1）解热、镇痛作用：药理研究显示，柴胡挥发油类对外感、内伤所导致的高热均有退热作用。同时，电击鼠尾实验显示，柴胡中的北柴胡总皂苷还具有镇痛作用。

（2）短暂的降血压作用。

（3）免疫作用：柴胡多糖可增强吞噬细胞的吞噬功能，从而有助于清除外来病毒。

（4）保肝、利胆作用。

（5）其他：柴胡还具有抗肿瘤、抗辐射以及抗脂质过氧化等作用。

注意事项：肝风内动、肝阳上亢、气机上逆者忌用或慎用。

7. 升麻

药用部分：毛茛科植物大三叶升麻、兴安升麻或升麻的干燥根茎。

别名：绿升麻，西升麻，空升麻，周升麻，鸡骨升麻，鬼脸升麻。

性味归经：辛、微甘，微寒。归肺、脾、胃、大肠经。

功效：发表透疹，清热解毒，升举阳气。

主治：风热头痛，齿痛，口疮，咽喉肿痛，麻疹不透，阳毒发斑，脱肛，子宫脱垂。

用法用量：内服，煎汤，用于升阳，3～6g，宜蜜炙、酒炒；用于清热解毒，可用至15g，宜生用；入丸、散。

药理研究：主要含酚酸类成分。具有以下作用：

（1）抗肿瘤作用。

（2）对神经细胞凋亡的保护作用。

（3）抗骨质疏松作用。

（4）抗炎作用。

（5）降血糖作用。

注意事项：脾胃虚寒者慎用。

（十七）开窍药

石菖蒲

药用部分：天南星科植物石菖蒲的干燥根茎。

别名：山菖蒲，药菖蒲，金钱蒲，水剑草，水菖蒲，夜晚香。

性味归经：辛、苦，温。归心、胃经。

功效：开窍豁痰，醒神益智，化湿开胃。

主治：神昏癫痫，健忘失眠，耳鸣耳聋，脘痞不饥，噤口下痢。

用法用量：3～10g，内服煎汤。

药理研究：主要含挥发油类。具有以下作用：

（1）对中枢神经系统的作用：镇静、抗惊厥作用。

（2）对心血管系统的作用：石菖蒲挥发油类（β-细辛醚）在一定浓度下有使豚鼠冠状血管扩张的作用，临床常用于冠心病、肺心病等痰浊气滞之胸痹者的治疗，其机制可能与其能增加冠脉流量有关，还可能与镇静、改善消化机能、平喘、镇咳等作用有关。

（3）对消化系统的作用：石菖蒲煎剂内服能促进消化液的分泌及制止胃肠内异常发酵，并有缓解肠道平滑肌痉挛的作用。石菖蒲中的细辛醚能对抗氯化钡引起的离体肠道的兴奋作用。

（4）抗真菌作用。

（5）镇咳作用。

注意事项：阴虚阳亢，烦躁汗多，咳嗽，吐血，精滑者慎服。

（十八）平肝熄风药

代赭石

药用部分：氧化物类矿物刚玉族赤铁矿矿石。

别名：丁石，赤土，铁朱，赤赭石，血师，须丸等。

性味归经：苦，寒。归肝、胃、肺、心经。

功效：平肝降逆，凉血止血。

主治：呕吐呃逆，眩晕耳鸣，喘息，惊痫，吐血，衄血，肠风，崩漏下血等。

用法用量：9～30g，内服煎汤，先煎；入丸、散剂；外用，研末调敷。

药理研究：主要含三氧化二铁。具有以下作用：

（1）本品对肠管有兴奋作用，可使肠蠕动亢进。

（2）本品所含铁质能促进红细胞及血红蛋白的产生。

（3）本品对中枢神经系统有镇静作用。

注意事项：脾胃虚寒、食少便溏者及孕妇慎服。

五、治疗慢性胃炎的验方

（一）常见名家或单位验方

1. 胃安散（朱良春）

组成：生黄芪30g，潞党参30g，山药20g，枸杞子15g，蒲公英30g，制莪术10g，玉蝴蝶6g，刺猬皮10g，参三七末3g分吞，白及10g，徐长卿10g，鸡内金10g，炒薏苡仁30g，仙鹤草20g，生白芍10g，炙甘草6g。

功效：益气健脾，清热和胃，理气活血。

主治：上腹部不适、饱胀、疼痛，或伴有食欲不振、嗳气、反酸、嘈杂、恶心、口苦，或有乏力、消瘦等全身症状和（或）健忘、焦虑、抑郁等精神症状。

用法：水煎，早晚分服。

随证加减：偏阴虚者，加北沙参、麦冬；偏阳虚者，加高良姜、炒白术；湿热重者，加半枝莲、蛇舌草、败酱草；腹胀甚者，加佛手、砂仁；血瘀重者，加生蒲黄、五灵脂；纳呆者，加山楂、神曲。

临床研究：毛玉安将胃安散用于慢性萎缩性胃炎的治疗的研究发现，运用胃安散的总治愈率为33.3%，总有效率为92.8%，说明其治疗慢性萎缩性胃炎临床疗效显著。

2. 香砂温中汤（李振华）

组成：白术10g，茯苓12g，陈皮10g，枳壳10g，半夏10g，木香6g，砂仁8g，香附10g，川朴10g，白芍10g，乌药10g，桂枝5g，甘草3g。

功效：补中健脾，和胃降气，疏肝养肝。

主治：胃脘胀满，饮食减少，食后胀甚，或兼胃脘隐痛，或有乏力肢困，气短懒言，形体消瘦，面色少华，大便溏薄，头晕目眩。

用法：水煎服。

随证加减：食少胃脘胀甚者加焦山楂、焦神曲、焦麦芽、刘寄奴等；嗳气频作者加丁香、柿蒂等；大便溏泻者加泽泻、炒薏苡仁、苍术等。

临床研究：在对李振华教授运用香砂温中汤治疗慢性萎缩性胃炎的研究中发现，香砂温中汤治疗组疗效最好，治愈率最高，其能有效缓解症状，并能显著改善病理组织学评分。

3. 改良“萎胃安方”（张镜人）

组成：太子参9g，炒白术9g，丹参9g，赤芍9g，白芍9g，柴胡6g，炒黄芩9g，白花蛇舌草30g，徐长卿15g。

功效：调气活血，益气健脾。

主治：腹胀，胃脘痛，乏力，大便溏薄等。

用法：水煎服，取汁450ml分3次服。

随证加减：胃脘刺痛者加九香虫、刺猬皮；胃脘胀满甚者加炒枳壳、佛手；嘈杂易饥者加山药、扁豆；口燥阴虚者加石斛、沙参；纳谷不馨者加麦芽、炒楂曲；便溏者加防风炭、炮姜炭。慢性萎缩性胃炎合并溃疡者加白及；合并胃下垂者加升麻、生枳壳；合并胆汁反流者加旋覆花、代赭石；伴肠腺化生或不典型增生者加蛇果草。

临床研究：张镜人教授为了检验该方治疗萎缩性胃炎的疗效，设立中药组与西药组对比研究，结果发现中药组治疗后胃黏膜腺体萎缩和肠腺化生的病变程度显著减轻，而西药组治疗后病变程度有所减轻，但无显著性差异。

4. 分型论治慢性萎缩性胃炎（徐景藩）

（1）中虚气滞证（脾胃气虚）：调中理气汤。

组成：炒党参（或太子参）15g，炒山药20g，云茯苓20g，炒白术10g，黄芪20g，炙鸡金10g，三棱10g，炒陈皮10g，煨木香10g，当归10g，炙甘草5g，红枣5个。

功效：健脾益气，化瘀通络。

主治：胃脘痞胀不适，嘈杂，甚则隐痛、胀痛，饮食减少，无力等。

用法：水煎服，取汁450ml，分3次餐后1h服。

（2）肝胃不和证：疏肝和胃汤。

组成：炙柴胡10g，制香附10g，炒白芍20g，炒枳壳10g，广郁金10g，茜草10g，红花6g，炙鸡金10g，佛手片10g，橘皮6g，橘络6g，甘草5g。

功效：疏肝行气，活血通络。

主治：胃脘痞胀，或隐痛、胀痛，痛及胁下或后背，嗳气较多，胸闷不畅等。

用法：水煎服，取汁450ml，分3次服。

（3）胃阴不足证：养胃理气汤。

组成：北沙参10g，川百合20g，麦冬10g，石斛10g，玉竹10g，绿萼梅6g，佛手片10g，炙乌梅10g，生地10g，山药15g，佛手花6g，木蝴蝶5g，紫丹参10～15g，青木香10g，丹皮10g。

功效：养阴益胃，行气通络。

主治：胃脘痞胀不适，或隐痛、灼痛，或兼有嘈热之感，口干，食少，消瘦等。

用法：水煎服，取汁450ml，分3次随餐服。

临床研究：使用徐景藩教授“三型论治”方法治疗慢性萎缩性胃炎的研究中发现，徐景藩教授辨证治疗慢性萎缩性胃炎经验方具有良好的临床疗效。

5. 自拟活血化瘀方（河南省安阳市中医院）

组成：赤芍、白芍、鸡血藤、当归、丹参、生黄芪、炒麦芽各15g，桃仁6g，砂仁10g，元胡12g，生山楂25g。

功效：活血化瘀，健脾和胃。

主治：上腹部不适，饱胀，疼痛，或伴有食欲不振、嗳气、反酸、嘈杂、恶心、口苦等症状。

用法：水煎服，取汁400ml，早晚空腹温服。

6. 脾宁方（东港市中医院单静喜）

组成：苦参10g，蒲公英10g，连翘5g，藿香5g，佩兰5g，川楝子5g，柴胡10g，栀子15g，党参15g，茯苓15g，白术10g，炙甘草10g，丹参10g，三七3g。

功效：清热化湿，健脾和胃。

主治：厌食，恶心欲吐，消化不良，上腹部疼痛或胀满，烧心，反酸。

用法：150ml水煎服，分2次。

7. 加味和肝汤（方和谦）

组成：当归6g，土白芍6g，党参10g，炒白术10g，茯苓10g，醋柴胡6g，薄荷5g，苏梗6g，香附10g，生姜10g，大枣6g，炙甘草6g，陈皮10g，焦神曲6g，砂仁6g。

功效：疏肝解郁，健脾和营。

主治：肝脾不和，如胃脘或胁肋胀满，消化不良，胃痛，两胁疼痛，嗳气，吞酸，胸闷，饮食减少，大便不畅等。

用法：水煎服，取汁450ml，分3次服，薄荷后下。

8. 健脾清胃汤（新疆医科大学附属中医医院）

组成：黄芪30g，乌贼骨、柴胡、党参、郁金、蒲公英、厚朴各15g，鸡内金、黄连各12g，延胡索、丹参、炙甘草各10g。

功效：清胃健脾，活血止痛，疏肝理气。

主治：胸脘痞满、口苦口黏、胃脘热痛、食少纳呆、胃脘嘈杂等。

用法：水煎400ml，早晚饭前温服，每次200ml。

随证加减：舌红少津、咽干者加麦冬、石斛；胃脘冷痛者加高良姜、肉桂；胀痛较甚者加香附；嗳气频繁者加代赭石、旋覆花；完谷不化者加麦芽、神曲、山楂；痛如针刺者加蒲黄。

9. 柴胡陷胸汤（山西中医学院附属医院）

组成：柴胡10g，姜半夏9g，黄芩10g，黄连9g，瓜蒌15g，桔梗10g，生姜6g，枳实10g。

功效：疏肝泻热，调畅气机。

主治：胃脘灼痛，痛势急迫，口干口苦，嘈杂反酸等。

用法：水煎服，每日1剂，早晚各1次。

10. 莪参胃炎汤（临澧县人民医院）

组成：莪术10g，党参20g，延胡索10g，郁金10g，茯苓10g，陈皮12g，蒲公英15g，法半夏6g，白术12g，甘草6g。

功效：化瘀消痞，健胃止痛。

主治：胃脘部隐痛或不适，纳差，肠鸣便溏等。

用法：每日1剂，水煎2次，共取汁300ml，餐前温服。

随证加减：肝气郁结者加柴胡、白芍；脾胃虚弱者加黄芪、桂枝，去蒲公英；脾胃湿热者加黄连、薏苡仁，去法半夏；血瘀停滞者加丹参、五灵脂。

11. 舒肝运脾汤（浙江省新华医院符文明）

组成：香附15g，栀子10g，炒苍术10g，焦神曲10g，川芎10g，海藻15g，炒柴胡10g，炒枳壳10g，陈皮9g，制半夏6g，茯苓9g，炒白芍10g，炒当归10g，太子参20g，黄芩6g。

功效：疏肝解郁，行气健脾，软坚散痞。

主治：胃脘痞胀，或隐痛、胀痛，痛及胁下或后背，嗳气，胸闷不畅，情志不遂等。

用法：每日1剂，煎取450ml，分3次服。

随证加减：食滞者，加生山楂20g；痰湿中阻者，去栀子、黄芩，加厚朴10g；湿热中阻者，加黄连5g、黄芩15g、干姜10g，1周后改回原方；肝胃不和者，加炒川楝子5g、青皮10g；脾胃亏虚者，去栀子、黄芩，加人参9g、炒黄芪18g；胃阴亏虚者，去苍术、黄芩、半夏、陈皮、茯苓，加北沙参、麦冬、石斛各10g。

注意事项：1月内禁酒、醋、辛辣、咖啡。

12. 柴芍调胃方（湖北省荆门市中医医院）

组成：柴胡12g，白芍20g，黄连9g，川楝子12g，陈皮12g，茯苓15g，白术15g，川芎12g，厚朴12g，郁金12g，元胡15g，代赭石15g。

功效：疏肝理脾，和胃降逆。

主治：以肝气犯胃为主证，胃脘胀满或胀痛，嗳气，吞酸，呃逆，脉弦；情绪抑郁，不欲食，善太息，胃脘嘈杂等。

用法：水煎服，每日1剂。

（二）常见民间验方

（1）灶心土、葱白、吴茱萸、薄荷各适量。

用法：共为粗末，用醋炒热，布包熨于胃脘部。

主治：脾胃虚寒型浅表性胃炎。

（2）黄芩、黄连、栀子、白芍、甘草各适量。

用法：共为细末，以凉水调成糊状，敷于脐部，外用纱布覆盖，胶布固定，每2日换药1次。

主治：热邪阻胃型浅表性胃炎。

（3）艾叶适量，黄酒2份，陈醋1份。

用法：将艾叶揉烂，加入黄酒、陈醋拌匀，在锅内炒热，分成2份。用布包裹，趁热敷于胃脘部，冷则更换，每次40分钟，每日1至2次。

主治：寒邪客胃型浅表性胃炎。

（4）三棱15g，莪术15g，肉桂10g，陈艾45g，木香10g，草果10g，公丁香10g，水仙子15g，红花15g，高良姜12g，砂仁6g。

用法：共为细末，布1米折成双层，内铺棉花，将药末铺在棉花中间，用线缝好，防止药末堆积和漏出，日夜兜在胃脘部，药末每隔1月换1次。

主治：浅表性胃炎。

（5）焦山楂15g，延胡索9g，香附子12g。

用法：水煎服。每日1剂，分2次服。

主治：气滞血瘀型慢性胃炎。

（6）北沙参30g，淮山药30g。

用法：洗净切碎，先浸渍2小时，再煎煮40分钟，取汁。每日1剂，分早晚2次温服。

主治：脾胃气虚型慢性胃炎。

（7）焦山楂、焦神曲、焦麦芽、炒枳壳各10g，焦槟榔、厚朴、鸡内金、青皮、木香各6g。

用法：水煎服。每日1剂，分2次服。

主治：气滞型慢性胃炎。

（8）草豆蔻炒黄研末。

用法：每次3g，每日3次，10天为1个疗程。

主治：痰湿中阻型慢性胃炎。

（9）砂仁3g，木香3g，红糖6g。

用法：水煎服，每日1剂，10天为1个疗程。

主治：脾虚肝郁型慢性胃炎。

（10）鸡内金50g，胡椒10g。

用法：共研细末，每次3g，每日3次，10天为1个疗程。

主治：饮食积滞型慢性胃炎。

（11）太子参30g，云苓12g，淮山药12g，石斛12g，小环钗12g，麦芽30g，丹参12g，鳖甲30g（先煎），甘草5g，田七末3g。

用法：研末冲服。

主治：萎缩性胃炎，慢性浅表性胃炎。

（12）胡萝卜250g，淮山药20～30g，鸡内金10～15g。

用法：胡萝卜、淮山药洗净切块与鸡内金同煮，半小时后加红糖少许，饮汤。

主治：脾胃气虚所致的纳差、消化不良等。

（13）党参粟米茶（党参20～30g，粉碎粟米100g炒熟）。

用法：加水100ml煮，煎剩一半时可当茶饮。

主治：萎缩性胃炎等。

（14）黄芪30g，肉桂5g，丹参15g，乳香、没药各8g，大枣4个，薏苡仁100g。

用法：先将上药（除薏苡仁外）煎汁，再与薏苡仁共煮粥，每日1剂，分2次服，30天为1个疗程。

主治：萎缩性胃炎。

（15）生姜陈皮汤（姜、陈皮各20g）。

用法：将上述材料放入锅中，加入适量水，煎煮2次，取2次汁液混合。每日1剂，分3次热敷。

主治：慢性胃炎，症见胃痛、呕吐黏液或清水。

（16）西洋参30g，灵芝30g，香菇30g。

用法：焙干共研细末，每服2～3g，每日2次，温开水送服。

主治：慢性胃炎，症见食欲不振。

（17）生姜5g，大枣2个。

用法：嚼服，每日3～5次。

主治：慢性胃炎，症见腹胀、胃痛。

（18）木瓜500g，生姜30g，米醋50g。

用法：将上述材料全部放入锅中，加适量的水煎煮成汤。每日1剂，分3次热服。

主治：慢性胃炎。

（19）玫瑰花6～10g。

用法：将玫瑰花放入杯中，热水冲泡。每日1剂，代茶饮。

主治：肝郁气滞型慢性胃炎。

（20）山药、薏苡仁各30g，莲子（去心）15g，大枣（去核）10个，小米50～100g，白糖15g。

用法：将山药、薏苡仁、莲子、大枣用大火煮开10分钟后，改用小火煮，放入小米同煮。粥熟后，放入白糖，即可使用。每日早晚空腹食用各1次，需长期坚持。

主治：慢性胃炎。

（三）西南医科大学附属中医医院脾胃科验方

1. *半夏泻心汤*

基础方：半夏20g，黄芩12g，黄连8g，干姜20g，党参20g，大枣20g，白术20g，厚朴30g，陈皮15g，炙甘草12g。

功效：平调寒热，散结消痞。

主治：肖国辉教授长期运用此方加减治疗脾胃系统疾病，临床疗效确切，对于慢性胃炎的治疗效果十分肯定。临床上凡以“胃脘胀满、嗳气、烧心，舌淡、苔薄白或黄，脉弦”为主要表现的慢性胃炎，均可运用此基础方加减治疗。

用法：每日1剂，水煎服，取汁450ml，分3次餐后服。

2. *参苓白术散*

基础方：党参30g，茯苓20g，山药20g，陈皮15g，桔梗20g，木香12g，白扁豆30g，防风15g，薏仁30g，炙甘草12g，干姜20g，肉桂10g。

功效：健脾益气，渗湿止泻。

主治：临床上治疗慢性胃炎的疗效确切。临床上凡见“胃脘疼痛、泄泻或大便稀溏、疲倦乏力、舌淡苔薄白或胖大有齿痕，脉细弱等”即可运用本方。

用法：每日1剂，水煎服，取汁450ml，分3次餐后服。

注意事项：若加用附子需先煎30分钟。

随证加减：

（1）若患者兼有怕冷、疲倦，舌淡胖或有齿痕，苔薄白，脉细弱，可加用炮附片、肉桂、黄芪，以加强温阳益气、培补肾元之功。

（2）若患者舌体胖大，苔厚腻，形体偏胖，可加用藿香、木香、泽泻，以健脾祛湿、温化寒痰。

（3）若患者纳差，口淡无味，可加用炒山楂、神曲、鸡内金，以增强运脾开胃之功。

（4）若患者眠差，可加用合欢皮、首乌藤，以养血解郁安神；若失眠兼反酸症状明显，可用煅龙骨、煅牡蛎，以重镇安神，兼制酸止痛。

（5）若患者平素性格急躁易怒，口干口苦，可加用柴胡、枳壳、龙胆，以疏肝利胆、理气解郁。

（6）若患者伴大便干结，或大便不畅、肛门坠胀，可加用肉苁蓉、枳壳、枳实，以润肠下气通便。

（7）若患者伴大便时腹痛，便后痛减，可合痛泻要方，以疏肝理脾止泻。

（8）若患者胸骨后或上腹部疼痛明显，可加用细辛、赤芍，以增强活血化瘀止痛之功。

【参考文献】

[1]毛玉安.朱良春经验方胃安散化裁治疗慢性萎缩性胃炎42例[J].江西中医药，2016，47（7）：44-46.

[2]郭淑云.李振华诊治慢性萎缩性胃炎的思路与方药[J].辽宁中医杂

志，2010，37（10）：1883–1884.

[3]饶淑华，杨光华.张镜人与萎缩性胃炎证治规律发现[J].中医研究，2002，15（2）：38–40.

[4]刘宇.国医大师辨治慢性萎缩性胃炎经验采撷[J].中外医学研究，2015，13（23）：151–153.

[5]王金周.活血化瘀法治疗慢性萎缩性胃炎43例临床观察[J].中医临床研究，2013，5（5）：102–103.

[6]单静喜.自拟中药复方脾宁方治疗慢性萎缩性胃炎患者的临床观察[J].光明中医，2018，33（3）：347–348.

[7]权红，解晓静.方和谦经验方加味和肝汤治疗慢性浅表性胃炎临床研究[J].北京中医药，2013，32（5）：346–348.

[8]渠乐，周云，朱小莉.健脾清胃汤治疗慢性浅表性胃炎疗效观察[J].陕西中医，2017，38（7）：899–900.

[9]和彪，王健.柴胡陷胸汤治疗慢性非萎缩性胃炎的临床疗效观察[J].山西中医学院学报，2016，17（6）：32–33，36.

[10]印国银.自拟莪参胃炎汤治疗慢性浅表性胃炎84例疗效观察[J].湖南中医学院学报，1992，12（3）：23–24.

[11]符文明.舒肝运脾汤治疗慢性浅表性胃炎44例[J].山东中医杂志，2010，29（11）：759.

[12]毕晓菊.柴芍调胃方治疗慢性浅表性胃炎疗效观察[J].湖北中医药大学学报，2015，17（3）：70–71.

第三节　慢性胃炎的中医外治法

一、针刺疗法

针刺疗法以中医经络学说为理论基础，通过针刺对经络腧穴进行刺激，以调节人体气血阴阳、疏通经络，达到治愈疾病的目的。近年来，针刺作为一种绿色、安全、疗效佳的自然疗法，因其独特的治疗方法及较好的临床疗效，被越来越多的人接受与认可，并被世界卫生组织大力推广，医疗范围越来越广，在临床上应用普遍。

（一）针刺常用工具

临床常用的工具有毫针、三棱针、皮肤针、皮内针等，毫针是针刺疗法的主要针具，临床应用最为普遍。

（二）毫针的临床应用

1. 进针法

通常有四种进针法，分别为指切进针法、挟持进针法、舒张进针法、提捏进针法。

（1）指切进针法：用左手拇指或食指切按在腧穴的旁边，右手执针，紧靠左手指甲面将针刺入腧穴（短针）。

（2）挟持进针法：左手拇、食指拿消毒棉球包裹针尖，将其置于腧穴上，右手捻动针柄，将针刺入（长针）。

（3）舒张进针法：用左手拇、食指将所刺腧穴部位的皮肤向两侧撑开，绷紧皮肤，右手执针从左手拇、食指中间刺入（皮肤松弛处腧穴）。

（4）提捏进针法：左手拇、食指将腧穴部位皮肤捏起，右手执针从捏起皮肤的上端将针刺入（皮肉浅薄处腧穴）。

2. 针刺角度和深度

掌握正确的针刺角度和深度，是增强针感，提高疗效，防止意外事故发生的重要一环。

（1）针刺角度是指进针时针体与皮肤所形成的夹角，分为以下三种。

①直刺：针体与皮肤成90°左右角垂直刺入，适用于大部分腧穴。

②斜刺：针体与皮肤成45°左右角倾斜刺入，适用于不宜深刺的腧穴。

③平刺：针体与皮肤成15°～25°角沿皮肤刺入，适用于皮薄肉少处的腧穴。

（2）针刺的深度是指针体刺入人体内的深度或程度。

针刺深度

深度	浅	深
形体	瘦小	肥胖
部位	头面，胸背	四肢，臀部
病情	新病，阳证	久病，阴证
季节	春，夏	秋，冬

3. 行针与得气

行针是指将针刺入腧穴后，为了使其得气，调节针感，以及进行补泻而施行的各种针刺手法。得气是指将针刺入腧穴后，针刺部位产生酸、麻、胀、重、蚁走等感觉，行针者指下有沉紧等反应。

（1）提插法：针刺入腧穴一定深度后，使针在穴内进行上下进退的操作方法，插——从浅层刺入深层，提——由深层向上退到浅层。

（2）捻转法：当针刺入腧穴一定深度后，以刺手拇、中、食指持针柄，进行一前一后地来回旋转捻动。

4. 针刺补泻手法

补法是指能增强人体正气，使低下的功能恢复的方法；泻法是指能疏泻病邪，使亢进的功能恢复正常的方法。可根据以下三方面情况选择补泻手法。

（1）腧穴的特性：如关元、气海、足三里等穴具有强壮作用；少商、十宣等穴具有泻实作用。

（2）针刺手法：是产生补泻作用、促使机体内在因素转化的主要手段。

（3）机体状态：能直接影响经气的激发。

5. 留针与出针

（1）留针：是指将针刺入腧穴后，让其在穴内留置一段时间，一般留针10～20分钟。

（2）出针：出针时一般以左手拇、食指按住针孔周围皮肤，右手执针慢慢捻转并提至皮下，然后迅速拔出，用消毒棉签按压针孔，以防出血。

（三）慢性胃炎针刺法的辨证论治

1. 肝胃不和证

选穴：中脘、内关、足三里、阳陵泉、合谷、太冲。针刺以泻法为主，重在泻肝气以和胃气。以上腧穴可以交替针刺。

2. 脾胃气虚证

选穴：中脘、内关、足三里、脾俞、胃俞。针刺以补益为主。以上腧穴可以交替针刺。

3. 脾胃虚寒证

选穴：足三里、血海、关元、天枢、内庭、脾俞、章门。针刺以补益为主。以上腧穴可以交替针刺。

4. 肝胃郁热证

选穴：内关、中脘、足三里、阴陵泉、上巨虚、太冲、内庭等。针刺用泄法。以上腧穴可以交替针刺。

5. 胃阴不足证

选穴：脾俞、胃俞、中脘、内关、足三里、三阴交、太溪等。针刺用补法。以上腧穴可以交替针刺。

（四）针刺中异常情况的处理

1. 晕针

晕针是由患者体位不适、精神紧张、体质虚弱或针刺时手法过重所致，表现为头晕目眩，恶心呕吐，面色苍白，心慌，出汗，气短。重者血压下降，四肢厥冷，猝然扑倒，二便失禁。晕针时应立即出针，安慰患者，使其躺卧，给予冷开水，一般患者休息片刻可恢复，重者可刺人中、内关，灸百会、关元。

2. 滞针

在行针或留针后医者感觉针下涩滞，捻转、提插、出针困难，而患者感剧痛，多由患者精神紧张、肌肉剧烈收缩所致。此时，应安慰患者，消除其紧张情绪，加强腧穴周围循按，调整行针手法。

此外，操作不当还会造成弯针、断针、血肿、气胸、感染等情况，因此，过饥或过饱、体弱、妊娠期、重要脏器部位等应避免施针，临床必须细心、谨慎、准确、规范施术，避免意外事故的发生。

二、推拿疗法

推拿又称按摩，是一种古老的外治疗法。推拿疗法是以中医理论为指导，运用手法或借助于一定的推拿工具作用于人体表的特定部位或穴位，以达到防病治病目的的一种治疗方法。

（一）推拿介质

所谓推拿介质是指医者推拿时蘸在手上起润滑或治疗作用的物质。下面介绍几种常用的推拿介质。

1. 滑石粉

滑石粉有润滑作用，可减少皮肤间的摩擦，还有吸水、清凉的作用。一般在夏季使用，在小儿推拿中广泛使用。

2. 生姜汁

将生姜捣烂，去渣取汁，或将生姜片倒入75%乙醇中浸出姜汁使用。具有温经散寒解表之功，一般用于春季、冬季的风寒表证。

3. 薄荷水

由薄荷脑和乙醇按一定的比例配制而成，一般用于夏季，有清凉解表、清暑退热的功效，常用于小儿发热及风热外感的治疗。

4. 红花油

红花油由冬青油、红花、薄荷脑和凡士林配成，有消肿止痛的作用，常用于软组织损伤的治疗。

5. 麻油

在运用推、擦、摩法时涂上少许麻油，可加强手法的透热效果，提高疗效，另外多用于我国民间的刮痧疗法或拧法推拿中。

6. 外用药酒

把有治疗作用的中药浸泡于白酒，数日后可得药酒使用，可选择活血化瘀、疏经通络、祛风湿止痹痛类药物。药酒常用于风湿类疾病、急慢性损伤等的治疗。

（二）推拿常用的手法

手法的基本要领是柔和、持久、有力、均匀，起到深透温热的作用。柔和是指在临床应用的过程中，手法动作的节奏协调，不能粗暴、生硬。只有柔和，才能使患者在整个过程中有安全感和舒适感。柔和而有力是推拿手法、技巧和力量的完美体现。

持久是指在临床应用过程中，推拿时作用的力量要持久，要强调技巧和力量的平衡使用。推拿只有持续一段时间才能起到“渗透”的作用。

有力是指推拿手法在临床应用中，要具备一定的力度，这样效果才能明显，特别是对于肌肉丰厚的部位，更需一定的力度。

均匀是指在临床应用中，针对不同部位的不同手法均要有一定的力量，如果力量不足、缺乏耐力，在操作过程中，就会出现节奏不均匀，力量不平衡，动作紊乱，使患者产生不适的感觉，甚至心情烦躁。

1. 推法

用手指或手掌着力于患者的某一部位，进行单方向的直线推动。因为推与摩不能分开，推中已包括摩，所以推、摩常配合使用。临床常用的，有单手或双手两种推摩方法。该手法适用于头面、四肢、胸腹。

2. 摩法

以手掌附着于人体的某一部位，在其上环形移动抚摩。该手法多用于腹部，也可用于跌打肿痛较剧的其他部位。

3. 拿法

将大拇指与其他四指中的任意一指或几指相对，提拿起身体的某一部位或穴位，一拿一放交替进行。该手法适用于颈项、肩背和四肢。

4. 按法

用指腹或手掌着力于身体的某一部位或穴位，向下压，并在该处保持一定的压力片刻，随之稍加揉动。通常有单手按法、双手按法两种。本法常与揉法配合使用。指按法适用于全身各处的穴位，掌按法适用于背腰和四肢。

5. 揉法

用手指、鱼际、掌根及手掌，在患者的某一部位或穴位做轻揉和缓的旋转揉动。该手法适用于头面、胸腹、四肢。

6. 擦法

以掌根大鱼际或小鱼际着力，在患者较长的一段体表上做快速来回摩擦。该手法多配以推拿介质，如红花油、葱姜水等。

7. 搓法

以两手掌夹住患者的肢体，相对用力做快速的搓揉，在搓动的过程中，做上下往返移动。

8. 摇法

一手抓住患者肢体的远端，另一手扶住被摇的关节（如肩关节、腕关节、髋关节），以该关节为支点，使肢体做最大范围的环形往复摇动。

9. 捻法

以拇指与食指、中指或食指、中指相对，捏住患者的手指或脚趾，做搓揉的动作。

10. 点法

以指端、指间关节或肘部按压在患者的某一部位或穴位，逐渐用力下压。该手法常用于脘腹、背腰和四肢。

11. 抖法

以双手握住患者肢体的远端，用力做快速、连续、小幅度的上下颤动。

12. 拍法

五指微曲，形成空心虚掌，稍用力在患者的患处做拍打动作。该手法常用于颈肩、腰背、四肢。

（三）慢性胃炎的一般推拿疗法

针对慢性胃炎，除了药物、饮食疗法，推拿也是一种效果很好的方法。推拿可以改善局部血液循环，促进胃肠蠕动，消除胀气，所以对胃肠疾病，尤其是慢性胃炎、消化性溃疡效果颇佳。

（1）手法：按、揉、推、擦。

（2）主穴：脾俞、胃俞、肝俞、胆俞、至阳。

（3）配穴：中脘、关元、气海、足三里、三阴交。

（4）操作：

第一步：患者俯卧。按揉肝俞、胆俞、脾俞、胃俞、至阳各2分钟。

第二步：在脊柱第八到第十二胸椎两侧约0.1米处寻找阿是穴，施行拇指按压法或揉法，5～10分钟。

第三步：以手掌或小鱼际推、擦脊柱两侧的足太阳膀胱经，约5分钟。

第四步：患者仰卧。先以拇指揉按胃脘部的中脘2～3分钟；再右手四指并拢，右手叠加在左手上，按揉胃脘部，顺时针转36圈；然后以同样的方法按揉关元和气海。

第五步：以拇指按压双侧足三里和三阴交，各2分钟。

（5）疗程：每日1次，15次为1个疗程。治疗4～5个疗程，各疗程之间休息3～5日。

（四）慢性胃炎的自我推拿疗法

自我推拿可以调整胃肠神经功能，减轻自觉症状，改善消化功能。操作方法如下：

（1）第一种方法：

第一步，揉内关：用拇指揉按，定位转36圈，两手交替进行，疼痛发作时可增至200圈。此法可健胃行气，解痉止痛。

第二步，点按足三里：以两手拇指端部点按足三里穴，平时36次，痛时可揉200次左右。

第三步，揉按腹部：两手交叉重叠，男右手在上，左手在下；女左手在上，右手在下。以肚脐为中心揉按腹部，画太极图，顺时针36圈，逆时针36圈。本法可止痛消胀，增进食欲。

（2）第二种方法：

第一步，推腹：两手掌重叠置于剑突下，用适当力量从上往下推至脐下，每次5分钟，每天早、中、晚共3次。此法不仅对慢性胃炎和消化性溃疡有很好的治疗效果，如能长期坚持，对多种慢性病都有特效。

第二步，摩腹：患者取仰卧位，双膝屈曲。两手掌相叠，置于腹部，以肚脐为中心，在中、下腹部沿顺时针方向摩动约5分钟，以腹部有温热感为宜。用力宜先轻后重，然后扩大范围摩动全腹部约2分钟。

第三步，擦腰：患者取坐位，腰部前屈。两手五指并拢，掌面紧贴腰眼，用力擦向骶部，如此连续反复进行2～3分钟，使皮肤微热，有热感为宜。

以上两种自我推拿方法每日1～2次，连续24日，然后根据病情可隔日治疗1次，直至症状消失。

（五）推拿的禁忌证

尽管推拿适应证较广泛，但仍有许多禁忌证、慎用证。严格掌握推拿的禁忌证对保证治疗期间患者的安全以及保证疗效都是非常必要的。

（1）严重的心、脑、肺部疾病或极度疲劳。这些患者不能承受手法的刺激。

（2）出血性疾病，如白血病、再生性障碍性贫血、过敏性紫癜等，手法刺激后可导致再出血。

（3）皮肤病及皮肤损伤，如湿疹、脓肿、皮肤冻伤、皮裂伤、烫伤等。

（4）传染性疾病，如结核病、肝炎等。

（5）肿瘤，如肺癌、肝癌、骨肿瘤。

（6）骨髓炎，严重的骨质疏松，骨折的初期，关节脱位复位后初期。

三、艾灸疗法

艾灸疗法是一种常用的中医外治疗法，其借灸火的热力及艾条的药力作用于特定的腧穴或经络，通过经络的传导起相应的作用。艾灸疗法具有温经通络、温阳举陷、行气活血、调和阴阳、补虚泻实和防病保健的功效，对虚证、痛证、寒证皆有良好的效果。本法临床上用于治疗慢性胃炎疗效确切。

（一）分类

1. 艾炷直接灸

将灸炷直接放在皮肤上施灸的方法，称为直接灸，根据灸后有无烧伤化脓，又分为化脓灸（瘢痕灸）和非化脓灸（无瘢痕灸）。化脓灸是用黄豆大或枣核大的艾炷直接放在穴位上施灸，局部组织经烫伤后，产生无菌性化脓现象，能改善体质，增强机体的抵抗力，从而起到治疗和保健的作用。非化脓灸是近代对灸法的新应用，以达到温烫为主，不致透发成灸疮。

2. 艾炷间接灸

间接灸又称间隔灸或隔物灸，指在艾炷下垫一衬隔物，放在穴位上施灸的方法。因其衬隔药物的不同，间接灸又可分为多种灸法。

（1）隔姜灸：将新鲜生姜切成约0.5厘米厚的薄片，中间用针穿刺数孔，上置艾炷，放在穴位施灸，当患者感到灼痛时，可将姜片稍许上提，使之离开皮肤片刻，旋即放下，再行灸治，反复进行。生姜味辛，性微温，具有解表、散寒、温中、止呕的作用。

（2）隔蒜灸：用独头大蒜切成约0.5厘米厚的薄片，中间用针穿刺数孔，放在施灸部位，用艾炷灸之，每灸4～5壮，换去蒜片，每穴一次可灸5～7壮。因大蒜液对皮肤有刺激性，灸后容易起泡，故应注意防护。大蒜味辛，性温，有解毒、健胃、杀虫之功。

（3）隔盐灸：又称神阙灸，本法只适用于脐部。其方法是：患者仰卧，以纯白干燥的食盐，填平脐孔，再放上姜片和艾炷施灸。这种方法对急性腹痛、吐泻、痢疾、四肢厥冷和虚脱等证，具有回阳救逆的作用。

（4）隔附子（饼）灸：以附子片或附子饼（将附子切细研末，以黄酒调和作饼，厚约0.5厘米，直径约2厘米）作间隔物，上置艾炷灸之。由于附子辛温火热，有温肾补阳的作用。

3. 艾条灸

艾条灸是将点燃的艾条悬于施灸部位之上的一种灸法。一般艾火距皮肤有一定距离，灸10～20分钟，以灸至皮肤温热有红晕，而又不致烧伤皮肤为度，此为悬起灸，包括温和灸、回旋灸和雀啄灸。

（1）温和灸：将艾条的一端点燃，对准施灸的腧穴或患处，距离皮肤2～3厘米进行熏烧，以患者局部有温热感而无灼痛为宜，一般每穴灸10～15分钟，至皮肤红晕为度。如遇到昏厥或局部知觉减退的患者及小儿，医者可将食指、中指置于施灸部位两侧，这样可以通过手指来测知患者局部受热程度，以便随时调节施灸距离，掌握施灸时间，防止烫伤。

（2）雀啄灸：施灸时，艾条点燃的一端与施灸部位的皮肤并不固定在一定的距离，而是像鸟雀啄食一样，一上一下地移动。

（3）回旋灸：施灸时，艾条点燃的一端与施灸部位皮肤虽保持一定的距离，但位置不固定，而是均匀地向左右方向移动或反复地旋转。

4. 药条灸

药条灸是指用药物与艾绒卷成药条施灸的一种方法，临床上常用的有太乙针灸。施灸时，将太乙针的一端烧着，用布包裹其烧着的一端，立即紧按于施灸的腧穴或患处，进行灸熨，针冷则再燃再熨。

5. 温针灸

温针灸是针刺与艾灸结合应用的一种方法，适用于既需要留针而又适宜用艾灸的病证，操作方法是，将针刺入腧穴得气并给予适当补泻手法而留针时，将纯净细软的艾绒捏在针尾上，或用一段长约2厘米的艾条插在针柄上，点燃施灸。待艾绒或艾条烧完后除去灰烬，将针取出。温针灸是通过艾火熏灼或温熨体表穴位，使热力通过针体传入体内，在对机体产生温热刺激的同时，协同艾药的渗透作用来治疗各种虚寒疾患。

使用频次较高的穴位为足三里、关元、中脘、胃俞、脾俞、肝俞、内关、三阴交、上脘、膈俞、梁门。其中，中脘为胃之募穴，居于胃脘部，以补法为主，主要治疗脾胃系疾患。关元与脾胃相通，针刺关元，通过艾灸的温补之效，可起到健脾温胃、驱除中寒之效。足三里为胃经的合穴，为强壮保健要穴，针刺可治疗腑病，具有理气和胃、扶正培元、调和气血之效。

6. 温灸器灸

温灸器又名灸疗器，是一种专门用于施灸的器具。用温灸器施灸的方法叫作温灸器灸。常用的温灸器有温灸盒和温灸筒两种。施灸时，将艾绒、艾条或药物点燃后装入温灸器，用盖将温灸器盖好，置于施灸部位，可以来回移动熨灸，也可以固定在局部进行熨灸，一般灸治15～20分钟，以所灸部位的皮肤红润温热为度。

（二）分型论治

1. 脾胃虚寒型

（1）表现：胃脘隐隐作痛，喜暖喜按，得食则减，时吐清水，纳少，乏力神疲，手足欠温，大便溏薄，舌质淡，苔薄白，脉细弱。

（2）取穴：中脘、足三里、神阙、脾俞、胃俞。

（3）灸法：中脘、足三里用艾条悬灸；神阙、脾俞、胃俞用隔姜灸，达到温中散寒、健脾止痛的目的。每穴灸5～10分钟，每日1次，10次为一疗程。

2. 脾胃阴虚型

（1）表现：胃脘隐隐灼痛，口干咽燥，渴欲饮水，胃中嘈杂灼热，大便干结，头昏寐差，纳呆食少，舌质红或绛，苔少，脉弦细数。

（2）取穴：中脘、足三里、脾俞、胃俞、三阴交、太溪、涌泉。

（3）灸法：艾条温和灸，先灸脾俞、胃俞，再灸中脘、足三里，后灸三阴交、太溪和涌泉，如此可达到滋肾阴、养胃阴、止痛的效果。每穴灸5～8分钟，每日1次，10次为一疗程。

3. 肝胃不和型

（1）表现：胃脘胀满、疼痛，痛及两胁，胸闷，嗳气，善太息，恶心欲呕，有时反酸或吐苦水，心烦易怒，头昏，寐差多梦，大便不畅，或便溏，或便秘，易情绪激动，每于生气后发作，舌质淡红，苔薄黄或薄白，脉弦。

（2）取穴：中脘、足三里、太冲、脾俞、胃俞、肝俞。

（3）灸法：可先用艾条温和灸中脘、足三里、太冲，再灸肝俞、脾俞和胃俞，达到疏肝和胃、理气止痛的目的。

4. 瘀血阻络型

（1）表现：胃脘疼痛如针刺或刀割样，痛处固定，拒按，或胀痛，嗳气，胃中嘈杂反酸，或见呕血，黑便，舌质紫暗或有瘀斑，苔薄，脉沉或沉细涩。

（2）取穴：中脘、足三里、梁丘、血海、脾俞、胃俞、膈俞。

（3）灸法：可用艾条悬灸中脘、梁丘、血海、足三里，再用隔三七饼或隔姜灸膈俞、脾俞和胃俞，达到活血通络、理气止痛的目的。

（三）注意事项

（1）首先要明确诊断，最好是通过胃镜检查，防止因误诊而延误病情。

（2）对于局部知觉迟钝或知觉消失的患者，应防止施灸热力过强而致皮肤烫伤，起泡化脓，遗留疤痕。

（3）辨证为瘀血阻络型的慢性胃炎患者，可能伴有消化道出血，建议在正规医院接受治疗。

四、穴位埋线疗法

穴位埋线疗法是在传统针灸理论指导下将羊肠线或其他可吸收线体植入穴位，羊肠线或其他可吸收线体在体内软化、分解、液化、吸收，对穴位产生复杂而持久的刺激作用。该疗法通过延长刺激时间而持续治疗，在较长时间里依靠以上良性刺激使疾病不断得到治疗，有效弥补了针刺作用时间短、就诊次数多等不足，尤其适用于慢性、顽固性疾病。穴位埋线疗法融合了穴位封闭效应、刺血效应、组织疗法效应、针刺效应、埋针效应等，能够对穴位进行持续的刺激，具有止痛、解痉、疏通经络、平衡阴阳、调和气血等功效。

（一）术前准备

（1）心理准备：在进行埋线之前，首先向患者详细介绍本疗法的治疗特点，告知埋线的手术过程以及注意事项，让患者做好心理准备。

（2）物品准备：包括一次性的微创埋线针、埋线线体以及常规消毒用的碘伏、75%乙醇及棉球等。

（3）术者消毒：用清洁剂认真揉搓手心、指缝、手背、手指关节、指腹、指尖、拇指、腕部等，时间不少于10秒，再用流动水清洗。

（二）操作技术

患者取俯卧位或仰卧位，暴露所需埋线的部位。用75%乙醇或碘伏消毒局部皮肤。准备针具和线体，采用一次性8号不锈钢注射针头作针管，用28号不锈钢毫针作针芯，镊取一段线体，置于埋线针针管的前端，用镊子将线体推入针管。根据进针部位不同，左手拇、食指绷紧或提起进针部位皮肤，右手持针，迅速刺入皮下，并根据穴位解剖特点，进一步适当深入。在获得针感后，边推针芯，边推针管，将线体植入穴位皮下组织或深层肌层内。出针后，立即用干棉球压迫针孔片刻，并敷贴医用胶贴。微创埋线的线体植埋深度，一般以1.5～2.0厘米为宜。四肢末端由于皮下组织和肌肉较少，埋线比较困难，尽量不埋线。有些穴位下方有大血管和主要神经，对于这些穴位应该避免深刺，以防伤及血管和神经。

（三）慢性胃炎的穴位埋线疗法

1. 辨证取穴埋线法

主穴：双侧脾俞、双侧胃俞、双侧足三里、中脘。胃俞与脾俞相配可补脾和胃，中脘可疏通胃气，与胃俞相配可治胃腑之疾，配合足三里可疏通胃气，导滞止痛。

痰湿者加丰隆、阴陵泉，胃络血瘀者加血海、膈俞，脾胃湿热者加内庭、三焦俞，肝胃不和者加太冲、期门、肝俞，胃阴亏虚者加三阴交，脾胃虚寒者加至阳、脾俞。

2. 俞募配穴埋线法

慢性胃炎治疗中选穴多以中脘、胃俞为主，中脘为胃之募穴，而胃俞则为其背俞穴。俞募配穴常用于慢性胃炎的治疗，从中医的角度来看，俞募配穴既可反映脏腑疾病情况，又可调节脏腑功能以治疗脏腑疾病。

其主穴为中脘、胃俞、足三里、阿是穴，肝胃不和者配肝俞、期门；脾胃虚弱者配脾俞、章门；胃络瘀血者配脾俞、膈俞。

3. 按经取穴埋线法

慢性胃炎病位在胃，归属胃经，选取胃经上的穴位埋线治疗慢性胃炎疗效确切。以胃经上足三里、上巨虚、下巨虚为主穴，配以中脘、胃俞、脾俞。足三里为胃之下合穴，而上巨虚、下巨虚为大肠、小肠之下合穴，“合治内腑”，共同调理脏腑功能。

（四）穴位埋线疗法的不良反应

埋线后的局部反应，不仅与操作方法、施术部位有关，而且和线体材料有关。羊肠线因为含有动物蛋白和加工过程中的杂质，植埋容易导致感染和蛋白质过敏反应，应用高分子材料合成的线体PGLA则很少出现感染和炎症现象。不良反应主要有如下几种：

1. 出血和血肿

埋线操作中出针后出血，应立即用干棉球压迫止血；术后出现皮肤青紫或血肿，可先给予冷敷止血，24小时后可以热敷。

2. 感染

由于操作不当发生感染时，可以给予局部抗感染处理，或是服用抗生素，出现化脓时应排脓。

3. 过敏

埋线后局部出现红肿发热、瘙痒、丘疹等时，应给予抗过敏处理，严重的给予口服抗生素、抗过敏药。

（五）埋线后的注意事项

（1）穴位埋线主要根据辨证进行治疗，必须根据四诊分清证型。

（2）穴位埋线以经络穴位为基础，临床应该取穴正确。

（3）穴位埋线治疗需要根据患者的病情和体质采用适当的刺激方式和强度。

（4）进行穴位埋线时，应严格进行无菌操作。

（5）根据线体在体内分解、吸收时间不同，治疗间隔有所差异。患者症状控制后应继续埋线1次以巩固疗效，或延长埋线周期。

五、穴位注射疗法

穴位注射疗法是以传统经络理论为基础，选用中药或西药注入相关穴位以增强体质、治疗疾病的一种方法，同针刺疗法一样能兴奋多种感受器，产生针感，临床应用广泛。穴位注射疗法可有效缓解慢性胃炎患者的临床症状。

（一）常用药物

（1）中草药注射剂：如复方当归注射液、复方丹参注射液等。

（2）维生素注射剂：如维生素B_1注射液、维生素B_6注射液、维生素B_{12}注射液等。

（3）其他常用药物：如葡萄糖注射液、0.9%氯化钠注射液、盐酸利多卡因注射液、注射用水等。

（二）用药量

穴位注射的用药量决定于注射部位及药物的性质和浓度。头面部和耳穴等处用药量较小，每个穴位一次注射药量为0.1～0.5ml。四肢及腰背部肌肉丰厚处用药量较大，每个穴位一次注射药量为1～5ml。

（三）操作方法

将注射部位消毒后以75%乙醇脱碘，手持装有注射液的注射器快速进针后小幅度提插，患者有针感时固定针头，确认无回血后，缓慢注入全部药液，然后迅速拔针，并以干棉球按压片刻后施行穴位按摩。

（四）疗程

每日或隔日注射一次，反应强烈者亦可隔2～3日一次，穴位可左右交替使用。疗程根据病情确定，一般10次为一疗程，疗程之间宜间隔5～7日。

（五）慢性胃炎的穴位注射疗法

1. 单纯穴位注射疗法

（1）黄芪注射液。

穴位：双侧足三里。

方法：每穴注射3ml，隔日1次，1月为一疗程。

（2）黄芪注射液和复方当归注射液混合液。

穴位：肝俞、胃俞、大肠俞、足三里。

方法：黄芪注射液4ml、复方当归注射液4ml混匀。每穴注射2ml，每次注射一侧穴位，左右穴位交替进行，每周3次。

（3）复方丹参注射液。

穴位：足三里、胃俞。

方法：复方丹参注射液4ml，每穴注射2ml，每次注射一侧穴位，左右穴位交替进行。

（4）维生素B_1注射液和维生素B_{12}注射液。

穴位：肝俞、胃俞、足三里、脾俞。

方法：维生素B_1注射液和维生素B_{12}注射液各4ml。每穴各注射两种注射液2ml，每次注射一侧穴位，左右穴位交替进行。

（5）新斯的明。

穴位：肝俞、足三里、胃俞。

方法：肝俞、胃俞各注射2.5ml，足三里注射3ml，每次注射一侧穴位，左右穴位交替进行。

2. 穴位注射疗法结合其他疗法

（1）电针结合穴位注射：进针得气后，即加电针30分钟，采用连续波，强度以患者感到舒适为宜。出针后再行穴位注射：双侧足三里注射黄芪注射液各2ml，双侧内关注射复方当归注射液各1ml。隔2日治疗1次，10次为一疗程，疗程间隔10日。

（2）拔罐结合穴位注射：拔罐后，选择上脘、中脘、下脘、内关、梁门、足三里、脾俞、胃俞、胃仓等中4～5个穴位分别注射黄芪注射液、复方当归注射液、维生素B_{12}注射液，每穴注射1～2ml，隔日1次，8次为一疗程。

（六）注意事项

（1）严格遵守无菌操作规则，防止感染。

（2）使用穴位注射时，应该向患者说明本疗法的特点和注射后可能的反应，如注射局部出现酸胀感、4～8小时内局部有轻度不适，或不适感持续较长时间，但是一般不超过1日。

（3）要注意药物的有效期，并检查药液有无沉淀、变质等情况，防止过敏反应的发生。

（4）药物不宜注入脊髓腔，若误入脊髓腔，有损伤脊髓的可能，严重者可导致瘫痪。

（5）年老体弱及初次治疗者，宜取卧位，注射部位不宜过多，以免晕针。

六、点穴疗法

点穴疗法是医者根据不同病种和病情，在患者体表适当的穴位或特定刺激点上，用手进行点、按、掐、拍、叩等不同手法的刺激，通过经络的作用使患者体内的气血畅通，促使已经发生障碍的功能活动恢复正常，从而治疗、预防疾病的一种方法。因这种方法主要是用手指在人体穴位上点、按，所以叫作点穴疗法。

（一）主要方法

1. 点法

掌指关节微屈，食指按于中指背侧，拇指抵于中指末节，小指、无名指握紧。操作时，医者以中指指端快速点于选定的经络和穴位上，利用手腕和前臂的弹力迅速抬起，如此反复叩点。一般每秒2～3次。叩点时可采取“一虚二实”节律。

2. 按法

拇指伸直，其余四指伸张或扶持于所按部位的旁侧。操作时，拇指指端在穴位上，用力向下按压，指端不要在按的穴位上滑动或移位，否则易擦伤皮肤，按法属强刺激手法。

3. 拍法

食指、中指、无名指、小指并拢微屈，拇指与食指第二关节靠拢，虚掌拍打，以指腹、大小鱼际触及被拍打部位的皮肤。操作时，以肘关节为中心，腕关节固定或微动，肩关节配合，手掌上下起落拍打。切忌腕关节活动范围过大，以免手掌接触时力量不均。

4. 掐法

掐法是以拇指或食指的指甲在穴位上进行爪切，只适用于手指、足趾甲根和指、趾关节部。操作时，一手握紧患者应掐部位的腕、踝关节，以防止肢体移动，另一手捏起肢端，对准穴位进行爪切。

5. 叩法

五指微屈并齐，指尖靠拢。操作时以手腕带动肩肘部叩击选定的经络、穴位。此法与点法一样，要求指力与弹力相结合，以既不损伤组织，又获得满意效果，可用于全身各部位。叩法分指尖叩法和指腹叩法两种：指尖叩法与穴位接触面是指尖，多为重手法；指腹叩法与穴位接触面是指腹，多为轻手法。

6. 捶法

五指微握拳，将大拇指指端置于食指内下方，以小鱼际外侧面接触穴位。操作时应沉肩、垂肘、悬腕，以腕关节为活动中心，根据轻重刺激的不同要求进行捶打，既使患者感到一定的力度，又柔和轻快。

（二）慢性胃炎的点穴疗法

治疗慢性胃炎常用腧穴：膈俞、肝俞、胆俞、脾俞、胃俞、足三里、阳陵泉，根据患者寒热虚实的证候不同，每次点压2～4个穴位，以患者感到局部酸、胀、痛为宜，或教授该方法让患者或其家属每日点按1～2次。

（三）注意事项

（1）点穴治疗后患者的施术部位往往有酸、胀、麻、热、抽动感，此为正常现象。

（2）个别患者经点穴治疗后症状会暂时加重，一般3～4日后该现象即可消失，病情随之好转，应告知患者不必焦虑。

（3）在进行点穴疗法时，应按照轻→重→轻的原则，手法不宜过重，以防造成骨折。

（四）禁忌证

感染性疾病、肿瘤以及皮肤破损、烫伤或正在出血的部位。

七、耳穴疗法

耳位于头的两侧，是位听器官，中医认为耳为肾之窍，十二经络中，手太阳小肠经、手少阳三焦经、足少阳胆经、手阳明大肠经、足阳明胃经、足太阳膀胱经循行耳区，与耳关系密切。六条阴经虽不直接入耳，也通过经络与阳经相合。十二经都直接或间接上达于耳。

耳穴与脏腑经络相通，刺激耳穴可疏通经络，调和气血，改善脏腑功能。耳穴贴压可健脾和胃，调节中焦气机。取肝穴可平肝潜阳，疏肝理气，通经和络，解郁，降逆和胃；取胃穴可平胃降逆；取脾穴、胃穴合而用之可益脾和胃、养阴生津。在耳穴上贴敷药物、磁珠等（常用王不留行籽）可有效治病，该方法广泛应用于临床。

选穴：取脾、胃、神门、皮质下。脾胃虚弱者，加大肠、小肠；肝胃不和者，加肝、胆、交感；胃阴不足者，加肝、肾。选取耳穴脾、胃可调节脾胃功能失调，健脾升清、和胃降气、疏调气血；取神门、皮质下可消炎止痛，调气安神，调节自主神经功能和脾胃功能。

方法：探准穴位，常规酒精消毒，每穴置1粒王不留行籽，用胶布固定，按压1～3分钟使局部产生胀、痛、热、麻感，并嘱患者三餐前及睡前各按压1～3分钟，两耳交替，3～5日一换。

八、足底按摩疗法

足厥阴肝经、足太阴脾经、足少阴肾经、足太阳膀胱经、足阳明胃经、足少阳胆经，其经络循行皆通过足部，与五脏六腑、十二经脉相通。经络是气血运行的道路，纵横交错，内连脏腑，外接四肢百骸。对足部反射区进行按摩是通过体表的腧穴来影响经络，经络接受来自足部的刺激，传导至相关的脏腑，达到疏通气血、调整阴阳以治疗疾病的目的。对胃、十二指肠、肝等不同足部反射区进行按摩，可达到疏调脾胃气机，促进气血运行，止痛消胀的目的。

不同脏腑所对应足部反射区及按摩手法如下。

（1）胃：位于双脚脚掌第一环趾关节后方（向脚跟方向）约一横指宽处。

手法：以食指第一指间关节顶点施力，由脚趾向脚跟方向按摩。

（2）十二指肠：位于双脚脚掌第一跖骨与楔骨关节前方。

手法：以食指第一指间关节顶点施力，由脚趾向脚跟方向按摩。

（3）肝：位于右脚脚掌第四跖骨与第五跖骨间。

手法：以食指第一指间关节顶点施力，向脚趾方向按摩。

根据病变所在的部位、受累的脏腑器官选择按摩部位，全足按摩与重点按摩相结合，每次治疗时间约30分钟，隔日1次，10次为一疗程。

九、贴敷疗法

穴位贴敷疗法是指在特定的穴位上贴敷药物，通过药物和穴位的共同作用以治疗疾病的一种外治方法。凡是临床上有效的汤剂、方剂，一般都可以熬膏或研末用于穴位贴敷来治疗相应疾病。取穴原则包括局部选穴、邻近选穴、远端选穴、辨证选穴、随症选穴，治疗疾病时通常采用按部配穴法和按经配穴法。在治疗慢性胃炎时，常取中脘、天枢、脾俞、胃俞、足三里等穴位。

（一）慢性胃炎的贴敷辨证论治

1. 脾胃虚寒证

脾胃虚寒者胃脘失于温养，气机阻滞，运化失职，治疗上多用温热之品，以温中健脾和胃。干姜温中散寒，回阳通脉。肉桂香辣气厚，降而兼升，可补火助阳，引火归元，散寒止痛。吴茱萸可散寒止痛，降逆止呕，助阳止泻。附子能回阳救逆，补火助阳，逐风寒湿邪。以上药物多为辛甘大热之品，常为贴敷的基础用药。举例如下：

（1）药物：肉桂、吴茱萸、生附子、延胡索等。

取穴：中脘、双侧脾俞、双侧胃俞、双侧足三里。

（2）药物：党参、细辛、川芎、川楝子、炒吴茱萸等。

取穴：中脘、下脘、天枢、神阙、气海、关元。

2. 胃络瘀阻证

对于辨证属胃络瘀阻证的慢性胃炎患者，当选一些行气活血的药物进行贴敷治疗，如丹参、三七、蒲黄、五灵脂等。举例如下：

药物：丹参、香附、乌药、延胡索、三七等，生姜汁加蜂蜜调成糊状。

取穴：神阙、中脘、章门。

3. 痰湿中阻证

对于痰湿中阻证慢性胃炎患者，外治予以温通宣散之品选穴贴敷，可获得明显的疗效。举例如下：

（1）药物：黄连、木香、栀子等，粉碎，用陈醋调膏。

取穴：双侧足三里、神阙、中脘、天枢、膻中、脾俞、胃俞等。

（2）药物：黄连、木香、延胡索、栀子。

取穴：中脘、内关、公孙、足三里、合谷。

4. 胃阴亏虚证

举例如下：

药物：红花、延胡索、川楝子、炙甘草等。

取穴：中脘、神阙、脾俞、胃俞、内关、足三里和三阴交。

（二）贴敷疗法的注意事项

（1）治病遵内治之理，重视辨证论治。

（2）贴敷部位（穴位）要按常规消毒。

（3）合理选择调和剂。

（4）穴位贴敷后要外加固定，以防药物脱落或移位。

（5）贴敷部位不宜连续贴敷过久，应交替使用，以免药物刺激太久，造成皮肤溃疡。

（6）头面部、关节、心脏及大血管附近不宜用刺激性太强的药物，以免发疱。

（7）孕妇不宜在敏感部位贴敷。

（8）小儿贴敷要谨慎。

（9）注意患者的药物不良反应。

十、刮痧疗法

刮痧疗法是以中医经络腧穴理论为指导，通过特制的刮痧器具和相应的手法，蘸取一定的介质，在体表进行反复刮动、摩擦，使皮肤局部出现红色粟粒状或暗红色出血点等“出痧”变化，从而达到活血透痧目的的一种方法。刮痧疗法具有调气行血、活血化瘀、舒筋通络、祛邪排毒的作用。

（一）选穴原则

多选择膀胱经、督脉、夹脊穴等。膀胱经属膀胱络肾，与心、脑有密切联系。督脉总领一身阳气，只要是阳气衰弱都可以在督脉上找到合适的穴位进行治疗。夹脊穴位于脊柱棘突两侧，脊正中线旁开0.5寸（0.017米），从颈1到骶4，左右一共28个穴位。夹脊穴的治疗范围较广，包括颈椎疾病、活动障碍、腰肌劳损和消化系统疾病（如胃痛、消化不良、胃肠功能紊乱和急性胃痛等）。

（二）方法

以膀胱经两循行线段、督脉及夹脊穴为主（重点范围为胸5～12）。配合双侧太冲和双侧足三里，隔日一次。

操作工具：水牛角刮痧板，边缘光滑、圆润即可。以凡士林为介质。

操作方法：患者取俯伏坐位或俯卧位，暴露背部，常规消毒后，对所选择的腧穴从上到下，再从内向外，从左到右进行刨刮，刮至皮肤出现紫红色瘀点、瘀斑。刺激部位为胸1～12及两侧区域的皮肤。每侧分3行，第一行距脊柱（正中线）0.5寸（0.017米），第二行距脊柱1.5寸（0.05米），第三行距脊柱3.0寸（0.1米），两侧共6行，共刮7行；然后刮双侧足三里，用平补平泻法；最后刮双侧太冲，用泻法。一般每个部位或穴位刮15～20次，刺激强度由弱到强，以患者能忍受为度。时间以20～25分钟为宜，至皮肤出现“痧疹”为止。刮痧后1～3小时内不能用冷水洗脸及手足，可适当饮温开水，注意休息。

（三）禁忌证

（1）严重心脑血管疾病、肝肾功能不全、全身浮肿、极度虚弱或消瘦。

（2）有出血倾向的疾病，如严重贫血、血小板减少症、白血病、过敏性紫癜等。

（3）存在精神分裂、抽搐等不能配合刮痧的疾病。

（4）醉酒、过饥、过饱、过度疲劳。

（5）新发生的骨折部不宜刮痧，须待骨折愈合后方可在患部补刮。外科手术疤痕处在2个月以后方可局部刮痧。恶性肿瘤患者手术后疤痕局部处慎刮。

（6）原因不明的肿块及恶性肿瘤部位禁刮，可在肿瘤部位周围进行补刮。

（7）孕妇的腹部、腰骶部、三阴交、合谷等处及妇女的乳头禁刮。

（四）注意事项

（1）刮痧部位应注意清洁或消毒。

（2）刮痧时应避风和注意保暖。

（3）每次只治疗一种病证。每次治疗时刮拭时间不可过长，严格遵守每次刮痧只治疗一种病证的原则。

（4）治疗刮痧后饮热水一杯。

（5）刮痧后洗浴的时间：治疗刮痧后，一般3小时后即可洗浴。

（6）对于不同种类的皮肤病采用不同的刮拭方法。

（7）刮痧后皮肤出现一些颜色、形态等变化属于刮痧的正常现象，数日后可自动消失，不需要特殊处理。出痧部位需痧消退后才能再次刮痧，退痧时间因体质不同而有长有短，一般为一周左右。

（8）糖尿病患者皮肤抵抗力减弱，血管脆性增加，不宜用泻刮法。

（9）下肢静脉曲张局部及下肢浮肿者，宜用补刮法或平刮法从肢体远端向近端刮拭，以促进血液循环。

（10）刮痧过程中出现晕刮现象时，应立即停止刮痧，使患者呈头低脚高平卧位，饮用一杯温开水或温糖水，并注意保暖，或用刮痧板点按患者百会、人中、内关、足三里、涌泉。

十一、热熨疗法

热熨疗法是将药物加热处理后，敷熨于患部，药性借助温热之力，透过皮毛腠理，循经运行，内达脏腑，起到疏经活络、温中散寒、通利气机、镇痛消肿的作用，从而达到治愈疾病的目的。

（一）热熨前对患者的提醒

（1）热熨前排空二便。

（2）感觉局部温度过高或出现红肿、丘疹、瘙痒、水疱等情况时，应及时告知护士。

（3）操作时间：每次15～30分钟，每日1～2次。

（二）热熨过程

（1）根据医嘱，将药物加热至60℃～70℃，备用。

（2）先用棉签在热熨部位涂一层凡士林，将药袋放到患处或相应穴位处，用力来回推熨，以患者能耐受为度；力量要均匀，开始时用力要轻，速度可稍快，随着药袋温度的降低，力量可增大，同时速度减慢。药袋温度过低时，及时更换药袋或加温。

（3）热熨操作过程中注意观察局部皮肤的颜色。

（三）四子散热熨治疗慢性胃炎

组成：紫苏子、莱菔子、白芥子、吴茱萸各100g，粗盐250g。

方法：把四子散与粗盐混匀放入瓦煲中或铁锅中用文火炒热，以闻及香气为度，装入布袋，药包温度控制在60℃～70℃。应用热熨手法：先试温，以患者能耐受为宜，将四子散药包放置于患者腹部，顺时针方向轻轻热熨腹部，药包温度下降时改用重手法热熨，约30分钟，之后将有余温的药包放置于患者腹部热敷，每日1～2次。1周为一疗程。腹部集神阙、天枢、关元、气海、上脘、中脘、下脘等穴于一处，予四子散热敷，能达到理气消滞、健脾利湿、和胃止痛的功效。

（四）注意事项

（1）热熨时，要防止局部烫伤。开始时温度较高，应采用起伏放置式熨烙，或者加厚垫布。

（2）热熨后，患者可于室内散步，但暂时不得外出，要注意避风，防止着凉。

（3）凡热性病、高热、神昏、谵语、神经分裂症患者，以及患有出血性疾病，如血小板减少性紫癜、崩漏等症者，不宜使用本法。

【参考文献】

[1]权红，解晓静.方和谦经验方加味和肝汤治疗慢性浅表性胃炎临床研究[J].北京中医药，2013，32（5）：346-348.

[2]毛玉安.朱良春经验方胃安散化裁治疗慢性萎缩性胃炎42例[J].江西中医药，2016，47（7）：44-46.

[3]郭淑云，李郑生，徐江雁，等.香砂温中汤加减治疗慢性萎缩性胃炎100例[J].中医研究，2016，29（7）：5-7.

[4]饶淑华，杨光华.张镜人与萎缩性胃炎证治规律发现[J].中医研究，2002，15（2）：38-40.

[5]潘军，何镔，曹正龙，等.徐景藩“三型论治慢性萎缩性胃炎”经验应用研究[J].中医药临床杂志，2013，25（9）：777-779.

[6]滕珏雯，刘晏.穴位敷贴治疗慢性胃炎的诊治进展研究[J].中成药，2017，39（12）：2564-2567.

[7]何文芳，李观蓝，林春兰，等.耳穴贴压配合四子散热熨辅助治疗慢性胃炎患者的护理体会[J].新中医，2013，45（8）：246-247.

第四节　慢性胃炎的中医调养

慢性胃炎的病因主要为饮食失调、情志不畅、外邪犯胃、素体脾虚，因此预防慢性胃炎要从多方面着手。饮食调节方面，膳食应结合日常生活习惯并因人而异；生活起居要有规律，要劳逸结合，谨防风寒湿热；切勿贪凉，随气候着衣；应愉悦自得，排除忧思、恼怒；适当参加体育活动，增强体质。

一、慢性胃炎的起居调养

（一）生活起居有规律

良好的生活规律是慢性胃炎起居调养的重要基础。生活无规律是胃病发作的原因之一。不良生活习惯日积月累，势必诱发或加重病情。良好的生活规律，一是指起居有常，二是指良好的生活习惯。长期混乱的生活节奏，可导致胃酸分泌与调节功能紊乱，这是胃病久治不愈或时常复发的重要原因。

慢性胃炎患者可以根据自己的工作性质、生活习惯制订属于自己的作息时间表，尽量做到工作、休息、饮食、活动有一定的规律。

（二）注意冷暖适宜

俗话说“十个胃病九个寒”，因此，注意冷暖十分重要。在春季气候变化无常时，有虚寒胃痛的患者要注意保暖，避免受凉；有脾虚泄泻的患者可在脐中贴暖脐膏药，同时还应少吃生冷瓜果等，如感到胃脘部发冷可及时服用生姜茶。

（三）注意休息，保证足够的睡眠时间

睡眠是消除疲劳、恢复体力的主要方式，人在睡眠过程中可以继续分解、排泄体内积蓄的代谢产物，同时又能使机体获得充分的能源物质，从而消除全身疲劳。睡眠不足则胃的分泌和运动功能失调，导致消化能力下降、食欲减退。

（四）劳逸结合，适当娱乐

劳逸结合就是恰当地将工作与休息两个方面相结合。不管是对身体还是对心理，适当的工作与休息都是必需的，身体各个器官需要有修复的时间，才能正常运转；而若是只逸不劳，则会逐步引起身心懒惰，时间久了同样也会导致疾病。恰当的劳动和体育锻炼有助于气血流通、增强体质。必要的休息可以消除疲劳，恢复体力和脑力。对胃病患者来说，过劳、过逸均不可取，其均能导致脾胃疾病的发生或加重原有脾胃疾病。

1. 体力劳动过度容易积劳成疾

中医有“劳则气耗”的说法，体力劳动过度则伤气。胃病患者脾胃虚弱，气血不足，过劳更易伤气，久则气少力衰，消瘦神疲。劳神过度，思虑太过，则易耗伤心脾。房事过度，性生活无节制，则易损耗肾精，使先天之本不固，不能滋养后天脾胃之精，可加重胃病患者病情。

2. 过度安逸不利于健康

过度安逸是指不参加体力劳动，不进行体育锻炼。人体每天需要适

当活动，以保证气血通畅和胃肠蠕动。若长期不活动，易使人体气血不畅，脾胃功能减弱，体质下降，抗病能力降低，可导致食欲不振，四肢乏力，精神不振，并使慢性胃炎病情反复，迁延不愈。

因此，慢性胃炎患者应劳逸结合，作息有度，既要适当休息，以保证正气，加速病体康复，又要进行适当的劳动和锻炼，以使气血畅通，脾胃健运。

3. 适当娱乐有利于健康

这里的适当娱乐可以是琴棋书画、种花养鱼、听音乐、聊天、旅游漫步等。经常进行这些活动不但有利于健康，而且对提高自己的精神修养、身体素质都有好处。健康的休闲娱乐活动可以使人情绪缓和，呼吸平缓，肌肉放松，对于改善新陈代谢等都有益处。

（五）保持口腔卫生

有学者研究表明，慢性胃炎患者大多数口腔卫生状况较差，各种牙周参数大多高于正常人群，提示不良口腔卫生状况可能与慢性胃炎的发病有一定关联。若口腔卫生较差，菌斑、牙石较多，刷牙或进食造成部分菌斑、牙石脱离牙面，吞咽时可能会出现寄生于其中的幽门螺杆菌进入消化道，导致与幽门螺杆菌有关的消化系统疾病的发生或复发。因此，保持口腔卫生不仅是维护口腔健康的关键，亦可能会对消化系统有积极影响。

二、慢性胃炎的情志调养

慢性胃炎的发生常与情志失调有关。注意调节情志，对慢性胃炎的治疗和恢复十分重要。

慢性胃炎患者应正确对待自己的疾病。慢性胃炎是一种临床常见病、多发病，积极治疗和适当调养，一般是易于恢复或痊愈的，患者不必过于忧虑和担心。

（一）学会自我劝导，知足常乐

当自己处于不利环境时，首先要有客观认识，在现代社会，压力大、工作强度大是普遍现象，可通过听音乐、读书、进行体育锻炼等来调整心态，排遣不良情绪。另外，要正确评估自己的实际能力，过高的期望可能造成不必要的挫败感。

（二）适时舒缓压力

保持健康的心态，尽量避免情绪剧烈波动。如果出现了心理问题，不要孤立自己，可以向他人倾诉，以帮助自己摆脱困扰，宣泄情感。过大的压力可能导致各种生理方面的反应，如心跳加快、肌肉紧张、血压升高、背痛、腹胀、失眠等一系列症状，严重时还会使各种疾病蜂拥而至，比如心脏病、胃肠疾病等。

（三）及时就医

不良心理状态会导致或加重胃肠疾病的发生或发展，胃肠疾病也会影响患者的心理状态。因此，当胃肠疾病患者出现消化道症状时应及时就医，尽快查明病因，进行有效的治疗，以免疾病进一步恶化，导致情绪不良。

保持乐观的情绪对慢性胃炎的治疗十分重要，要学会做自我心理减压，缓解过于忧思、恐慌造成的心理压力。

三、慢性胃炎的运动调养

慢性胃炎的运动调养需要患者根据自己的体质强弱和病情的轻重量力而行。总的要求是运动应当从静到动、从慢到快、从简单到复杂、从短时间到长时间。强度要逐渐增加，适合自己。运动要持之以恒，每次运动开始时应当做准备活动，运动结束后要做恢复活动。

（一）运动原则

（1）急性肠胃炎、胃出血、腹部疼痛者不宜运动，待病情恢复或好转后再进行适当运动。

（2）胃肠疾病患者饭前不宜进行剧烈运动。

（3）每天进行运动的时间可以灵活掌握，不必刻意固定时间，但一定要持之以恒。

（4）运动要选择氧气充足、空气清新的地方，运动前一定要热身，逐渐进入运动状态。由于运动中大量出汗会损耗体内液体，从而使力量、速度、耐力及心脏的输出能力都有所减弱，故在运动前1～2小时、运动中及运动后都要饮用适当的净水，不要到口渴时才喝水。

（5）进行户外运动时，尤其要注意天气的变化，随身携带衣物，及时增减，避免受凉感冒。

（6）运动应循序渐进，逐渐加大运动量。在开始进行运动时，运动量宜小，随着机体健康状况的改善，运动量可逐渐加大，达到应有的运动强度后即应当维持在此水平上坚持锻炼，严禁无限制加大或突然加大运动量，以免造成不良后果。

（7）胃肠疾病患者运动保健时，要注意全身运动与局部运动相结合，以达到较好的康复保健目的。一般以全身运动为主，同时注意配合一些适当的按摩治疗，对症状改善可有一定帮助，可能对改善胃肠道的血液循环有一定作用。

（8）持之以恒，长期坚持。运动疗法对慢性胃炎患者的康复保健具有一定的作用，但只有长期坚持，才能取得预期的效果。机体的神经系统、内脏器官及肢体功能的完善，身体体质的增强，是要通过多次适当的运动刺激和强化才能实现的。

（9）如果条件允许，可根据运动项目来选择合适的背景音乐。一项课题研究表明，音乐是运动过程中有力的驱动工具。在运动过程中如果有音乐伴奏，会增加运动的频度，延长每次运动的时间，并有助于加大练习强度。此外，听音乐还有助于体会运动过程中自我陶醉的乐趣，获得更好的运动效果。

（二）运动禁忌

1. 空腹运动

很多早上起床或下班后运动的人会空腹进行，而饿着肚子运动无异于开着一辆没有油的车，人的身体需要能量来保证运转。早上运动尤其不能空腹，因为经过一夜，胃已经空了，体内的热量已经被消耗很多，此时需要给身体加些“燃料”。一些健康的小吃，如燕麦粥或香蕉，很容易被消化掉，并提供运动所需的额外能量。

2. 边看书边运动

有些人常常一边蹬脚踏车一边翻看杂志，觉得这样能全面放松。但要知道，一心不能二用，看杂志就意味着没办法同时关注正在进行的运动。如果非要做点别的，好让锻炼不那么枯燥，那可以听听音乐，因为它不像阅读那么需要集中注意力。

3. 只做一种运动

很多人喜欢只做一种运动，如跑步或者骑固定脚踏车，认为只要长期坚持就能效果明显。其实，全面锻炼需要几种运动搭配进行。

4. 运动到大汗淋漓

许多人喜欢运动的时候出一身汗，似乎只有到大汗淋漓才是充分锻炼，但这只会运动过量，失去很多水分，可能导致抽筋、缺水和其他一些运动伤害。所以，运动中一旦出汗，应及时补充水分并适当调整强度，适当休息后再继续。

5. 急于求成

很多患者希望短时间运动就可以产生明显的效果，但这是不现实的。想通过运动达到康复的目的必须“循序渐进”，不要急于求成，否则运动过度，易造成伤害；也不要断断续续，以免因锻炼效果不好而失去信心。只有坚持循序渐进、持之以恒的锻炼原则，才会取得满意的健身效果。

6. 不进行热身就训练

没有热身就训练，等于在氧气和血液还没到达肌肉的时候，就要求身体突然运动，这样会增加受伤的风险。心肺功能训练中，也会让心率猛然提高，这是非常危险的，因此在正式锻炼之前，应该花5～10分钟做一些简单的热身动作，使身体里外都“热”起来。另外，举重前不热身，很容易导致肌肉撕裂。

7. 不进行恢复活动

运动结束的时候，不宜戛然而止。恢复活动可以使肌肉疼痛危险大大降低，原因是恢复活动可以对身体内的乳酸起到“冲刷”作用。专家建议，运动结束前，最好依据个人身体状况，花上5～10分钟做慢速简单运动，让心率慢慢恢复正常。

8. 运动中不饮水

肌肉收缩需要水分，因此如果饮水不足，可能会导致肌肉痉挛或者疼痛。运动前、运动中及运动后都需要补充水分。如果不是运动中电解质和钾很容易丢失的体质，那么就没必要饮用功能饮料，对绝大多数人而言，白开水是首选。

9. 周末疯狂运动

如果平时不锻炼，只在周末疯狂锻炼，那么运动目标将很难实现。这种“集训”易导致胃肠状况更加糟糕。

（三）运动方式

年龄较大、体质偏弱者，可以以散步、慢跑为主，或者打太极拳等。中青年及体质较好者，可选的项目多些，除了以上项目，骑自行车、游泳、做操、练气功等都可以。

（四）运动注意事项

1. 注意锻炼的时间

许多人认为早晨锻炼最好，其实这并不一定正确。其原因，一是早晨是人体生物钟低潮的时间，此时运动对人体机能不利；二是早晨空气质量不好；三是锻炼时最好不要空腹，早晨不进餐就进行锻炼对人体器官是不利的。因此早晨锻炼并不是最佳的选择。一般来讲，选择傍晚及晚餐后2个小时进行适当的锻炼较好。每次运动时间维持在30分钟以上，运动频率为每周3～5次较为合适。两次运动的时间间隔最好不要超过4日，以免运动的效果下降。

2. 注意锻炼的地点

最好选择在室外宽敞平坦、树木茂密、空气新鲜的地方锻炼。因为树木花草有净化空气，吸附灰尘及调节温度、湿度，过滤噪声的作用。新鲜空气中所含的大量负离子，有利于人体吐故纳新，使人心旷神怡，振奋人体阳气。应少去公路、街道以及人群密集的地方锻炼，有雾的天气也不宜外出锻炼。

3. 注意呼吸的方法

运动时要尽量用鼻吸气，自由呼吸，因为空气经鼻吸入时，鼻毛可阻挡灰尘，鼻腔黏膜可调节空气的温度和湿度。呼吸要自然、匀称，不要憋气，因为憋气时胸腔内的压力增大，不利于血液回流至心脏。

（五）运动后注意事项

1. 不要立即休息

运动时周围血管扩张，四肢肌肉的血流量增加，这时人体可通过增加心率来维持心、脑等重要器官的供血，如果突然停止运动，可能会造成心、脑供血不足，可能会出现头晕眼花、心悸、面色苍白等不适。因此，运动结束后应当做一些低强度的恢复活动，待心率、呼吸平稳后再休息。

2. 不应马上洗浴

运动时机体产热增加，皮肤表面血管扩张，毛孔增大。运动停止后立即洗澡，如果是洗冷水澡，血管会因突然的刺激立即收缩，心肺负荷增加；如果是洗热水澡，则周围血管持续扩张，皮肤、肌肉的血流量增加，心脏和大脑可能供血不足。所以，运动后应当休息一会再洗浴。

3. 不宜立即进食

由于运动时血液多在周围血管，胃肠血管供血相对较少，运动结束后立即进食、大量饮水、饮酒或者服药都是不适宜的，应当在休息片刻后，待呼吸、心率平稳，精神平静后再进食。

四、慢性胃炎的四季调养

《黄帝内经·素问·四气调神大论》对四季养生的描述：

“春三月，此谓发陈，天地俱生，万物以荣，夜卧早起，广步于庭，被发缓形，以使志生，生而勿杀，予而勿夺，赏而勿罚，此春气之应，养生之道也。逆之则伤肝，夏为寒变，奉长者少。

夏三月，此谓蕃秀，天地气交，万物华实，夜卧早起，无厌于日，使志无怒，使华英成秀，使气得泄，若所爱在外，此夏气之应，养长之道也。逆之则伤心，秋为痎疟，奉收者少，冬至重病。

秋三月，此谓容平，天气以急，地气以明，早卧早起，与鸡俱兴，使志安宁，以缓秋刑，收敛神气，使秋气平，无外其志，使肺气清，此秋气之应，养收之道也。逆之则伤肺，冬为飧泄，奉藏者少。

冬三月，此谓闭藏，水冰地坼，无扰乎阳，早卧晚起，必待日光，使志若伏若匿，若有私意，若已有得，去寒就温，无泄皮肤，使气亟夺，此冬气之应，养藏之道也。逆之则伤肾，春为痿厥，奉生者少。”

“四季养生”源于《黄帝内经》，孙思邈通过一系列的养生论述，在《黄帝内经》的基础上进行了补充和细化，对“四季养生”的发展起了关键的作用。

（一）慢性胃炎患者“春季”养生指导

中医认为，春季是万物生长、生机盎然的时节，此时阳气升发，天气反复无常，会使人出现各种不适的症状，患上各种疾病，所以春季的养生保健不容忽视。人应适应春季推陈出新、生机盎然的特点，调养生气，使机体与外界统一起来。

1. 生活作息及情志指导

在春季，应顺应时令，适当晚睡早起，早晚散步，让身体充分舒缓，使意志像春天一样生发。肝为风木之脏，与春天相应。春季往往出现肝阳易动，化火生风，人容易患胃炎、消化性溃疡、风湿性心脏病、高血压病和眼疾等与肝风有关的疾病。《黄帝内经》里“怒则肝气乘矣，悲则肺气乘矣，恐则脾气乘矣，忧则心气乘矣”“怒则气逆，甚则呕血及飧泄”等，讲的就是因情志失调而发病。这一季节的养生应以情志舒畅为主，要保持心情愉快，不要抑郁不舒或大动肝火，可时常漫步，观赏花木、鱼草等。

2. 饮食指导

饮食上要求清淡，避免吃油腻生冷之物，以免积热于里，可多食含B族维生素的食物和新鲜蔬菜。中医认为，春天养生当进补。这里所说的“进补”，指的是平补、清补。如选用温补食物进补，就可能会导致助阳出火的弊病。平补、清补的饮食是指采用食性平和的食物熬煮的食物，如莲藕、荠菜、百合、大米粥、薏苡仁粥、赤豆粥、青菜泥、肉松等食物，切勿食用大甜大腻、油炸多脂、生冷粗糙等食物，以免脾胃消化不畅，损伤胃肠功能。平补、清补的饮食既适合正常人，也适合体弱之人，长期食用，一般无不良影响。春天还是细菌生长繁殖之时，此时饮食要注意卫生。

3. 衣着指导

衣着则应逐渐减去，不要骤减，应依天气变化情况而定。

（二）慢性胃炎患者“夏季”养生指导

夏季是万物茂盛，景色秀丽的季节。岁气的阴阳盛衰在夏季交换，万物开花结果。

1. 生活作息及情志指导

夏季应该适当晚睡早起，使心里郁结之气得以宣泄，精神得以旺盛充实，与夏季的气象相适应。

在夏季的炎热天气里，酷暑外蒸，人体的气血趋向体表，形成了阳气在外，阴气内伏的生理状态。夏日天气易使人出现焦虑不安、烦躁恼怒、食欲减退、腹胀疼痛、腹泻或便秘交替等症状；还会导致慢性胃炎加重或复发。因此，要调控好自己的心态，保持心理平衡，乐观通达，以安神，并要在防暑、起居、饮食上多加注意。

另外，盛夏时节，夜短昼长，很多人由于气候闷热常常入睡较晚，清晨却醒得较早，因而午餐后可睡上一两个小时，或者闭目静卧1小时，趁清晨和傍晚较凉爽时，可到公园等地进行适当运动、乘凉。这样，既可调剂生活、防止中暑，又可呼吸新鲜空气，有利于健康。

夏季阴历七月，是“长夏”时节，最大的特点是湿热多雨。中医认为，湿性重浊黏滞，易阻遏气机，故其引起的疾病多缠绵难愈，所以在盛夏多湿时节，既要防暑热，更要注意防止湿邪侵袭，诱发慢性胃炎。

2. 饮食指导

由于夏季炎热多湿，人的消化功能较弱，饮食调养应着眼于清热消暑。同时，夏季是肠道传染病的流行季节，要注意饮食卫生，宜选清淡爽口、少油腻、易消化的食物，不吃腐败变质的食物，不喝生水，生吃的蔬菜、瓜果一定要洗干净，不要贪凉而暴食冷饮、凉菜、生冷瓜果，以免损伤胃肠。

3. 衣着指导

夏季，天气炎热，气温较高，人体为了维持体温的恒定，皮肤毛细血管舒张，汗腺分泌增多，所以夏季的衣服应单薄、肥大、利于通风散热。颜色要浅，以白色为主，以减少对太阳辐射热量的吸收。

（三）慢性胃炎患者“秋季”养生指导

秋季天高气爽，秋风疾劲，草木凋零，大地气象明朗。

1. 生活作息及情志指导

应该早睡早起，避免紧张、焦虑、恼怒等不良情绪，宜安定、宁静，劳逸结合，防止秋天肃杀之气的侵犯。应注意使神气收敛，保持与秋季气候的协调，不使情志外驰，以使肺气清肃。这是适应秋季气候的养生之道。由于燥是秋天的主气，因此应首先注意“防秋燥”。

秋季的自然特性是“收”，此时自然界的阳光渐收，地气清肃，胃病患者此时要开始“收藏”，保养内守之阴气。早睡就是顺应阴精的收藏，以养精气。

2. 饮食指导

秋燥之气有温凉之气，如天晴无雨，秋阳暴烈，属温燥性质；如秋深初凉，西风肃杀，属凉燥性质。而不论温凉，总是以皮肤干燥、体液缺乏为特征，因此在秋季可适当多食平补润燥之物，以解“秋燥”之困。同时，要多进食易消化的食物，禁烟酒及辛燥煎炸之品，避免由于饮食不慎导致胃病复发或者加重。应注意饮食卫生，预防胃肠感染性疾病的发生；适当补充一些水分或调养津液的食物，如菜汤、果汁等。

3. 衣着指导

一般来说，人的阳气不足，可借助夏天阳热之气来温养；阴精不足，则可借助秋冬收藏之气以涵养。秋虽凉而寒将至，但衣被要逐渐添加，不可一下加得过多，切不可自恃身体强健而不顺应天气变化。

（四）慢性胃炎患者“冬季”养生指导

冬季是万物闭藏的季节，天寒地冻，万物蛰伏封藏，昼短夜长，是一年当中最为寒冷的季节。

1. 生活作息及情志指导

冬属水，主封藏，阴气最盛，阳气最弱，所以冬季养生关键在于闭藏养阳。晚上早睡，早晨等到太阳升起后再起。同时，要避免寒气的侵袭，保持温暖，但不要因过暖而使皮肤泄汗，使阳气遭到劫夺。

冬天冷的时候毛孔处于闭塞状态，有助于气血内收。中医学认为冬季养生最重要的是养肾藏精。

2. 饮食指导

冬季宜进补，重食疗。冬季饮食的原则是适当进补，保阴潜阳。许多性偏于湿的食物及肉类可以煲汤、煮粥食用。这样既可以进补，又容易吸收，对慢性胃炎患者较为适宜。此外，要注意多进食黄绿色蔬菜，如胡萝卜、绿豆芽等。

3. 衣着指导

冬季，天气严寒、干燥，人体为了保存热量，皮肤的毛细血管收缩，处于收敛含蓄状态，此时汗少尿多，这是人体自身体温调节的反应。冬季的防寒服装应以穿上暖和、舒服、灵便为佳。服装可稍肥大一些，便于套穿，切不可过小过紧。一则脱换方便，二则避免肢体局部受压，影响血液循环，造成皮肤组织缺血而发生冻伤。

参考文献：

[1]张晓天，郑珏.慢性胃炎体质养生指导[M].北京：科学出版社，2017.

[2]田建华，牛林敬.胃肠病防治调养第一范本[M].北京：人民军医出版社，2013.

[3]李磊.消化病临床诊治[M].北京：科学技术文献出版社，2006.

[4]罗云坚，黄穗平.消化科专病中医临床诊治[M].3版.北京：人民卫生出版社，2013.

[5]中国中西医结合学会消化系统疾病专业委员会.慢性非萎缩性胃炎中西医结合诊疗共识意见（2017年）[J].中国中西医结合消化杂志，2018，26（1）：1–8.

[6]中国中西医结合学会消化系统疾病专业委员会.慢性萎缩性胃炎中西医结合诊疗共识意见（2017年）[J].中国中西医结合消化杂志，2018，

26（2）：121–131.

[7]张伯礼，薛博瑜.中医内科学[M].2版.北京：人民卫生出版社，2012.

[8]陈发明，孙海花，刘民，等.口腔卫生与慢性胃炎关系的临床研究［J］.口腔医学纵横杂志，2001，17（2）：137–138.

五、慢性胃炎的饮食调养

（一）饮食调养的基本原则

中医讲究药食同源、辨证施膳，对于慢性胃炎患者而言，饮食调养是十分重要的。所谓胃病三分治、七分养。在相同治疗情况下，饮食调养对于疾病治愈率及复发率都有一定的影响，因为饮养调养不仅可以让人少接触对胃黏膜有强烈刺激的食物，还可以使胃酸的分泌趋向正常状态，从而调整胃的各项机能。饮食调养的基本原则如下：

1. 先除病因，后补营养

如果是其他疾病如心力衰竭、肝硬化门静脉高压、尿毒症、糖尿病、干燥综合征等引起的继发性胃炎，则应该先治疗原发病，去除引起胃炎的起始病因，再纠正营养、改善消化功能以治疗胃炎。

2. 宜软宜缓，宜好宜精

尽量食用软和、易消化的食物，进食速度不宜偏快，应细嚼慢咽、缓慢进食。如萎缩性胃炎等胃酸分泌偏少的患者，可进食米粥或鸡汤、鱼汤等，其营养丰富，量少而精。慢性浅表性胃炎等胃酸分泌较多的患者，则应少食用浓汤，宜食用清淡的汤，以减少对胃的刺激和影响胃酸的分泌。另外，为了中和胃酸，食用含碱的馒头、苏打饼干等不失为好的方式。

3. 宜温宜洁，宜鲜宜淡

生冷之品伤脾败胃，慢性胃炎患者，尤其是胃寒、阳虚体质者，更宜进食温热食物，避免生冷食物。食品干净、清洁是最基本的要求，特别是对于非常敏感的人，饮食以温热、洁净、清淡、新鲜、低盐、少油腻、少刺激性、易消化为主。

4. 营养均衡，饮食节制

应尽量保证摄入食物提供的各种营养充足、均衡，蛋白质、维生素、脂肪、糖分、微量元素等都不缺乏，如此才能够维持机体健康，预防贫血、低白蛋白血症、消瘦等摄入不足引起的疾病，但是也不要没有节制、摄入过多，以免引起糖尿病、高脂血症、肥胖、脂源性胰腺炎等。应辨证施膳，对于贫血者，在对症治疗的基础上，可在饮食中增加富含血红素、铁的食物，如瘦肉、肝及红枣、芹菜等，以利于机体的恢复。

（二）饮食调养的禁忌

（1）饮食不均衡：不了解各种食物的“寒热温凉、酸苦甘辛咸”，不能做到均衡营养、合理搭配饮食，而“饮食太冷热，皆伤阴阳和”。

（2）饮食不节制：过饥、过饱或饥饱无常，常进食生冷、不易消化的食物，不能坚持做到三餐按时、少食多餐、细嚼慢咽、进食软烂食。

（3）饮食不卫生、不新鲜：常吃剩饭剩菜，吃凉拌菜及海鲜等水产品，喝生水，吃生肉，吃变质的坚果、水果等。没养成勤洗手的好习惯，炊具没有严格消毒。

（4）烟酒：烟草中的有害成分可促使胃酸分泌增加，刺激胃黏膜甚至引起反酸和胆汁反流；过量饮酒或长期饮酒会引起胃黏膜充血、水肿甚至糜烂。

（5）过酸、过辣等刺激性食物，咖啡，浓茶等容易引起胃酸分泌增多的刺激性饮料。

（6）食与自身体质不适宜的食物：如体质偏寒者不宜过多食用生冷寒凉性质的食物，体质偏热者不宜过多食用温热性质的食物，体质容易过敏者不宜食用少见的易致过敏的食物。外感疾病尚未恢复的时候，不适合进补；内伤疾病尤其是消化系统疾病尚未明显缓解时，尽量不乱进补，忌油腻荤腥；消化道出血经过对症治疗好转后，胃肠功能尚未完全恢复如初时，不宜大量食用补品，因为此时营养物质不容易被吸收，反而会加重胃肠道负担，使病情不易缓解。

（三）常见食物的营养价值与食疗作用

1. 谷类及薯类

谷类主要包括小麦、大米、玉米、小米、高粱等，薯类主要指马铃薯、甘薯等，多数属于酸性食物，是人体能量的主要来源，可为人体提供蛋白质、糖类、矿物质、膳食纤维及B族维生素，基本不提供脂肪类。

（1）大米。

中医功效：健脾养胃，补中益气。

食疗作用：能够补中益气、健脾养胃，是病后肠胃功能减弱、虚寒、痢泄等症的食疗佳品，对于肠胃不和、暑热吐泻、烦渴有良好的效果。

注意事项：糖尿病患者需要控制摄入量。

（2）小米。

中医功效：健胃祛湿，和胃，安眠，清虚热，缓解虚劳。

食疗作用：可以养肾气，除胃热。对于胃虚失眠，妇女黄白带，胃热、反胃作呕，糖尿病，产后口渴有良好的效果。

注意事项：素体虚寒者尽量少吃。

（3）大麦。

中医功效：调中益气，消食，宽中除胀。

食疗作用：不仅能够提供营养，还能助消化。对脾胃虚弱、消化不良，常自觉腹胀、不思饮食，或因回乳而乳房胀痛者有积极作用，可辅助调整慢性肠胃病、黄疸。

注意事项：妇女在怀孕期间及哺乳期内不宜食用。

（4）高粱。

中医功效：暖胃温中，益气生津，固涩肠胃，缓解吐泻。

食疗作用：可缓解四肢无力症状、小儿消化不良；改善脾胃气虚、大便溏薄状态。

注意事项：糖尿病患者应禁食，大便燥结以及便秘者应少食或不食。

（5）糯米。

中医功效：补中益气，健脾暖胃。

食疗作用：和胃、缓中，对素有胃病或脾胃较虚弱者适宜。煮粥适宜于各种慢性虚弱病者。

注意事项：老少及便秘者不宜多吃。

（6）绿豆。

中医功效：清热解毒，利尿明目。

食疗作用：常食用绿豆汤等，有利于清热解毒、补气益气、提高免疫力、降脂，也有利于暑热、霍乱吐泻、痰热哮喘、头痛目赤、口舌生疮、水肿尿少、疮疡痈肿、中毒等情况的改善。但绿豆煮得过烂会降低其清热解毒功效。

注意事项：脾胃虚弱者及体质偏寒者不宜多吃。

（7）燕麦。

中医功效：益脾养心，敛汗。

食疗作用：可以改善乏力气虚，还能止汗、通便。

注意事项：一次食用太多，易引起胃胀气、胃痉挛。

（8）玉米。

中医功效：益肺宁心，健脾开胃，利水通淋。

食疗作用：改善便秘，预防便秘、肠炎等；改善小便不通；降血脂，预防动脉硬化、冠心病等心脑血管疾病。

注意事项：胃溃疡者、肝硬化食管静脉曲张者慎用。

（9）荞麦。

中医功效：健脾益气，下气消积。

食疗作用：有利于健脾消积、消胀除满、止咳平喘、降糖降脂等，对于消化不良、腹痛腹胀、咳嗽、高血糖、高胆固醇血症等有辅助治疗作用。

注意事项：脾胃虚寒者忌食，经常腹泻和消化力弱者少食。

（10）小麦。

中医功效：养心安神，敛汗，除烦，利小便。

食疗作用：具有清热除烦、养心安神等功效。小麦粉不仅可厚肠胃、强气力，还可以作为药物的基础剂；还可用于止虚汗；外敷治痈疮；也用于女性更年期综合征、失眠、神经性心悸。

注意事项：糖尿病者、慢性肝病者慎食，对小麦过敏者禁食。

（11）黑米。

中医功效：健脾暖胃，滋补肾阴，补养气血。

食疗作用：可改善脾虚、肾虚，对肾阴亏虚、神经衰弱、营养不良等有辅助治疗作用。

注意事项：消化力极弱者慎食，患有肝豆状核变性者禁食。

（12）黄豆。

中医功效：补养气血，健脾理气，解毒通便。

食疗作用：可以抗氧化；对于高胆固醇血症、糖尿病、贫血等的治疗大有益处，甚至能降低心血管疾病的患病率和发病率；对很多癌症都有一定程度的抑制作用；可提高皮肤的新陈代谢率，改善皮肤状态。

注意事项：肾功能不全者、消化不良者少食。

（13）薏苡仁。

中医功效：利水消肿，健脾祛湿，舒筋除痹，清热排脓。

食疗作用：有利于改善肤质，有利于浮肿、脾虚腹泻、肺痈、肌肉酸痛、筋脉拘挛、脚气病、白带异常的恢复。

注意事项：便秘者、孕妇和正值经期者、阳虚怕冷者应慎食。

2. 动物类

动物性食物类主要包括畜禽肉、蛋类等，主要为人体提供蛋白质、脂肪、矿物质、氨基酸、维生素A和B族维生素。如猪肉可以补铁，羊肉可以温阳，鸡肉可以改善贫血、神疲乏力症状，鸡蛋、鸭蛋类能养心安神、补血、大补虚劳、滋阴养血，鹅蛋甘温，可补中益气。

（1）鹌鹑。

中医功效：益气补中，利水消肿。

食疗作用：对于营养不良、肾炎浮肿、贫血头晕、虚弱体质等者大有裨益。

注意事项：忌与杏鲍菇、猪肉同食。

（2）鹅肉。

中医功效：补阴益气，止咳化痰，和胃止渴，祛风湿。

食疗作用：对于气血亏虚、身体虚弱、食欲不振、气管炎、肾炎等者有良效。

注意事项：不宜与柿子、鸭梨、茶叶、鸡蛋同食。

（3）鸽子肉。

中医功效：益气补血，清热解毒，生津止渴，滋阴补肾。

食疗作用：对于治疗肾虚、头晕、血虚经闭及调节血糖有辅助作用。

注意事项：体质偏阳热者慎食，高血压者、孕妇、发热者不宜食用。

（4）狗肉。

中医功效：温补肾阳，暖腰膝。

食疗作用：对于肾阳不足、腰膝酸软、老年体弱、肾虚浮肿者有良效。

注意事项：热性体质者、外感者、高血压者、心脏病者及大病初愈者不宜食用。

（5）鸡肉。

中医功效：温中健脾，益气补血，补肾填精，活血脉。

食疗作用：对于脾虚乏力、怕冷、月经不调、气血亏虚有改善作用。

注意事项：高血压者、便秘者慎食，不宜与兔肉、李子、大蒜同食。

（6）牛肚。

中医功效：健脾益胃，补气养血。

食疗作用：适用于久病后身体羸弱、气血亏虚、脾胃虚弱等者。

注意事项：不宜与赤小豆同食，婴幼儿、老年人及其他消化力极弱者不宜食用。

（7）牛肉。

中医功效：健脾养胃，补气养血，强筋健骨。

食疗作用：可用于虚劳、消瘦、羸弱、消渴、脾胃虚弱、水肿、腰酸骨软者。

注意事项：不宜与猪肉、栗子同食，肾功能不全者、高胆固醇者、高脂血症者、老弱者不宜食用。

（8）牛奶。

中医功效：益气补虚，和胃益肺，滋阴生津，润肠通便。

食疗作用：可用于久病后身体虚弱、气血亏虚、营养不足、反胃呃逆、消渴、便秘者。

注意事项：乳糖酶缺乏症患者、胆囊炎患者、胰腺炎患者慎饮。

（9）乌鸡。

中医功效：益气健中，滋阴生津，强筋健骨。

食疗作用：有利于改善脾胃虚弱、阴虚内热、津亏血虚、筋软骨弱等，对于防治佝偻病、缺铁性贫血、骨质疏松症等有辅助功效。

注意事项：食用过多容易生痰助火，湿热体质者、皮肤病患者少食。

（10）兔肉。

中医功效：补中益气，滋阴生津，凉血解毒。

食疗作用：对于脾胃虚弱、阴虚津亏、潮热、汗出、胃火偏重、便血等有一定的辅助治疗作用。

注意事项：不宜与鸡蛋、芹菜同食，脾胃虚寒者慎用。

（11）鸭肉。

中医功效：健脾养胃，滋阴清热，补气养血，利水，止咳，生津止渴。

食疗作用：对于改善脾胃虚弱、阴虚发热、气血亏虚、咳嗽、盗汗、营养不良性水肿、大便干燥、咽干口渴等有积极作用。

注意事项：素体虚寒者、腰膝冷痛者、腹泻者、寒性痛经者慎食，不宜与板栗、木耳、鸡蛋、鳖肉同食。

（12）羊肉。

中医功效：温阳祛寒，温补气血，补肾阳，健脾胃，填精血。

食疗作用：对于改善肾阳亏虚、腰膝酸痛、阳痿遗精、形体消瘦、怕冷乏力、病后体虚等有积极作用。

注意事项：体质偏热者慎食，浮肿者、潮热者、外感者及肝炎患者禁食。不宜与乳酪、茶、南瓜、竹笋同食。

（13）猪肉。

中医功效：益气补虚，滋养肌肤。

食疗作用：对于身体虚弱、贫血、形体消瘦、皮肤干燥等有一定的改善作用。

注意事项：痰多者、肥胖者、舌苔厚腻者、高脂血症者、冠心病者应慎食或少食。

（14）草鱼。

中医功效：健脾和胃，平肝祛风，滋补气血。

食疗作用：对于改善五脏虚劳、肝阳上亢性头痛、胃口差、消化能力弱、感冒、高血压、冠心病等有一定功效。

注意事项：不宜与驴肉同食，痔疮患者慎食，鱼胆有毒，慎用。

（15）鱿鱼。

中医功效：滋阴补血，健脾养胃，补虚润肤。

食疗作用：可以促进骨骼发育，提升造血功能而预防贫血，增强肝脏功能。

注意事项：鱿鱼需煮熟、煮透后再食。鱿鱼中胆固醇含量较高，高脂血症、高胆固醇血症、冠心病等心血管病及肝病患者应尽量少食。鱿鱼是发物，患有湿疹、荨麻疹等疾病者忌食。

（16）鲫鱼。

中医功效：健脾和胃，益气利水，除湿。

食疗作用：对于脾胃虚弱、食纳不佳、腹泻、咳嗽、水肿有很好的疗效，妇女产后喝鲫鱼汤有利于通乳。

注意事项：不宜与蜂蜜、芥菜、沙参、麦冬同食，感冒发热期间不宜多吃。

（17）鲤鱼。

中医功效：健脾和胃，利水，清热解毒，通乳。

食疗作用：对于脾胃虚弱、水肿、消化不良、乳汁不通等有改善作用，还有利于孕妇安胎、消除妊娠性浮肿。

注意事项：不宜与绿豆、猪肝、鸡肉、南瓜和狗肉同食，也不宜与朱砂同用。

3. 水果类

（1）香蕉。

中医功效：生津止渴，清热解毒，利尿消肿，润肠通便。

食疗作用：可用于热病口渴、浮肿、便秘患者。

注意事项：脾胃虚寒、便溏腹泻者少食，肾功能不全者忌食。尽量不要空腹吃香蕉。

（2）苹果。

中医功效：生津止渴，润肺止咳，除烦，开胃。

食疗作用：对于脾胃虚弱、中气不足、进食量少、烦热口渴等有一定的积极作用。

注意事项：脾胃虚寒者不宜多吃；吃完苹果后最好漱口；慢性胃炎者可适当食用。

（3）柠檬。

中医功效：止咳化痰，生津止渴，健脾和胃。

食疗作用：可用于慢性支气管炎、咳嗽、津亏烦渴、食欲不振等患者。

注意事项：胃酸分泌过多者、有龋齿者和糖尿病患者慎食。

（4）梨。

中医功效：生津止渴，滋阴润燥，清热解毒，止咳化痰。

食疗作用：对于缓解津亏口渴、阴虚燥热、咳嗽咯痰、便秘等有益。

注意事项：脾胃虚弱者、慢性肠炎者、素体偏寒者、糖尿病患者忌食生梨。吃梨时尽量不喝热水、不吃油腻食物。

（5）菠萝。

中医功效：生津止渴，除热解烦，健脾和胃，利水消肿，益气祛湿。

食疗作用：可用于缓解津亏口渴、烦热难耐、脾胃不和、伤暑、气虚浮肿等，也有利于缓解高血压眩晕、手足软弱无力。

注意事项：肾功能不全者、凝血功能不全者、湿疹疥疮者慎食。

（6）猕猴桃。

中医功效：清热解毒，生津止渴，和胃止泻，利尿。

食疗作用：对于津亏口渴、腹泻、食欲不振、消化不良、小便不利等有积极作用。

注意事项：脾胃虚弱者、外感风寒者、痢疾者、慢性胃炎者不宜食用。

（7）芒果。

中医功效：益胃止呕，生津止渴，止咳，利尿。

食疗作用：可用于反胃、呕吐、津亏口渴、咳嗽咯痰、食欲不振、晕眩等患者。

注意事项：皮肤病、肿瘤、肾功能衰竭等患者不宜食用；进食后不宜立即食用芒果；不宜与大蒜等辛辣刺激之物共食。

（8）火龙果。

中医功效：凉血，清热解毒，润肠通便，生津止渴。

食疗作用：对于便秘、热病、津亏口渴有积极作用，有利于控制糖尿病、高尿酸血症等。

注意事项：体质虚寒、大便稀溏、寒性痛经者慎食。火龙果不宜与牛奶同食。

（9）荔枝。

中医功效：健脾和胃，理气补血，温中止痛，养心安神。

食疗作用：对于改善脾胃虚弱、气滞血虚、呃逆、腹泻、胃寒疼痛、食欲不佳等有一定的功效。

注意事项：体质偏热者、阴虚火旺者、慢性胃炎者慎食。

（10）哈密瓜。

中医功效：清热除烦，止咳，益气，生津止渴。

食疗作用：对于改善慢性肾病、慢性胃病、肺热咳嗽、贫血、便秘等有一定助益。

注意事项：脾胃虚寒者、体质偏寒者、糖尿病者、腹泻者少食。

（11）桃。

中医功效：健脾益气，滋阴，生津止渴，通便。

食疗作用：对于脾胃虚弱、阴虚、津亏口渴、便秘、气血亏虚、跌打损伤、水肿疼痛等有一定的辅助治疗作用。

注意事项：素体热盛者、疮疖易生者、糖尿病者忌食或慎食。

（12）石榴。

中医功效：杀虫，收敛，涩肠，止痢。

食疗作用：对于缓解泄泻、口干舌燥、扁桃体炎、糖尿病、痢疾、月经不调、湿疹、烫伤等有一定的积极作用。

注意事项：便秘者不宜食用。不宜与西红柿、蟹、西瓜、土豆同食。

（13）山楂。

中医功效：健脾和胃，消食，行气活血，化痰。

食疗作用：对于缓解痞满腹胀、瘀血腹痛、肉食滞积、积聚、腹胀痞满、痰饮咳嗽、泄泻等有积极作用。

注意事项：胃酸过多者、脾胃虚弱者、患龋齿者慎食。

（14）西瓜。

中医功效：清热除烦，生津止渴，解暑，利尿。

食疗作用：对于缓解暑热烦渴、津亏舌燥、小便不利、酒毒等有重要的作用。

注意事项：素体虚寒者、脾胃弱者、腹泻者慎食。

（15）杨梅。

中医功效：生津止渴，止泻，止呕，和胃消食，理气止血化瘀。

食疗作用：对于改善津亏、口干舌燥、泄泻、反胃、消化不良、痢疾、跌打损伤等有一定的辅助作用。

注意事项：胃炎者、胃酸过多者、体质偏热者不宜多食。

（16）葡萄。

中医功效：补气养血，补益肝肾，生津止渴，止咳，通利小便。

食疗作用：对于气血虚弱、咳嗽、肝肾亏虚、风湿痛、浮肿、小便不利等有积极作用。

注意事项：脾胃虚寒者、糖尿病者、腹泻者不宜多食。

（17）橘子。

中医功效：润肺化痰止咳，开胃，理气止痛。

食疗作用：对于缓解咳嗽、纳食欠佳、气滞疼痛、胃阴不足、津亏口渴、饮酒过度、乳房结块、腹胀、恶心呕吐等具有积极作用。

注意事项：便秘者、咽喉干痛者、口舌生疮者、老人及小孩少食。

（18）草莓。

中医功效：润肺止咳，生津止渴，清热凉血，健胃消食。

食疗作用：适用于肺热咳嗽、口燥咽干、脾胃不和、食欲不振、小便不利等患者。

注意事项：痰湿体质者、泄泻者、泌尿系结石者慎食。

（19）樱桃。

中医功效：补中益气，祛风除湿，透疹解毒，补血。

食疗作用：对于改善中气亏虚、风湿腰腿疼痛、疹毒、贫血、气短心悸、食欲不振等有辅助作用。

注意事项：热性体质者、糖尿病者、热咳者忌食。

（20）柚子。

中医功效：健胃消食，润肺止咳，补血，清肠通便。

食疗作用：可用于脾虚食滞、慢性咳嗽、胃肠胀气、贫血、便秘、消化不良等患者。长期适量食用，对于高血压、糖尿病、动脉硬化、高胆固醇血症、肥胖症等有辅助治疗作用。

注意事项：脾虚腹泻者、体质虚寒者、肾结石者慎食，服药期间慎食。

（21）柿子。

中医功效：清热解毒，润肺止咳化痰，生津止渴。

食疗作用：对于热病、咳嗽咯痰、口干口渴等有一定的积极作用，但应适量食用。

注意事项：脾胃虚弱者、消化不良者、风寒咳嗽着、糖尿病者、胆石症者及产后妇女忌食；禁止空腹吃柿子，吃柿子后忌饮酒、热汤，以防胃石形成。

（22）枇杷。

中医功效：润肺下气，止咳，生津止渴。

食疗作用：对于肺热咳喘、津亏、口燥咽干等有积极作用。

注意事项：脾胃虚寒者、风寒咳嗽者、糖尿病者应慎食。果核有毒，应剥皮去核以后食用。

4. 蔬菜类

蔬菜类含有人体所必需的很多营养成分，是膳食维生素、胡萝卜素和无机盐的主要来源，还含有丰富的纤维素、果胶和有机酸等。

（1）白菜。

中医功效：健脾养胃，生津止渴，除烦，利尿，通便，清热解毒。

食疗作用：对于改善脾胃虚弱、肺热咳嗽、津亏口渴、烦热不适、小便不利、便秘等有一定的积极作用。

注意事项：脾胃虚寒者、体质偏寒者、肺寒咳嗽者慎食。

（2）芹菜。

中医功效：清热除烦，利尿消肿，凉血止血，通便。

食疗作用：对于改善热病烦渴、小便不利、水肿、便秘、头晕头痛、妇女月经不调等有一定的辅助作用；还有助于降血压、降血脂、防治动脉粥样硬化。

注意事项：泄泻者、脾胃虚寒者、低血压者慎食。

（3）胡萝卜。

中医功效：健脾和胃，益肝明目，通便，清热解毒，补血，止咳。

食疗作用：对于改善脾胃不和、贫血、视物模糊、便秘、麻疹、咳嗽、免疫力低下、小儿营养不良等有一定的辅助作用；还有利于美容养颜和预防感冒。

注意事项：不宜与山药、食醋、西红柿同食，食用胡萝卜后不宜饮酒。

（4）菠菜。

中医功效：补血，止渴，润肠通便，滋阴，健脾和胃。

食疗作用：对于改善贫血、口干咽燥、便秘、阴虚、脾胃不和、高血压、头痛、糖尿病等有一定的辅助作用。

注意事项：脾胃虚寒者、肾功能不全者、泌尿系结石者、泄泻者慎食。生菠菜不宜与黄瓜、牛奶、钙片、豆腐同食。

（5）白萝卜。

中医功效：健脾和胃，止咳化痰，消积，下气宽中，解毒。

食疗作用：对于缓解脾胃不和、食积、咳嗽咯痰、腹胀、衄血、消渴、偏头痛等有一定的辅助作用。

注意事项：脾胃虚寒者、腹泻者慎食。服用人参、西洋参等补药时不宜同时食用萝卜，以免影响补益作用。

（6）韭菜。

中医功效：补肾助阳，益肝健脾，和胃，行气理血，润肠通便，提神，固涩止汗。

食疗作用：可补肾助阳，改善肾阳不足引起的阳痿、遗尿、遗精等；对于改善脾胃不和引起的噎嗝、反胃、腹痛也有一定的作用；还有助于缓解盗汗、神疲乏力、痛经、带下等。韭菜根、叶捣汁有助于消炎、止血、止痛。

注意事项：韭菜不易消化，消化力弱者、阴虚内热者慎食。

（7）洋葱。

中医功效：润肠通便，健脾和胃消食，发散风寒，温中通阳，解毒散瘀。

食疗作用：对于缓解便秘、脾胃不和、食欲欠佳、外感风寒、食积不消、高血压、高脂血症等有一定的积极作用。

注意事项：不宜过量食用，容易引起发热。同时，皮肤瘙痒者、眼疾者、素有胃病者、体质偏热者慎食。

（8）番茄。

中医功效：健脾和胃消食，生津止渴，清热消暑，养血凉血。

食疗作用：对于缓解脾胃不和、食欲不佳、头晕、津亏口渴、热性疾病、牙龈出血、贫血、心悸、高血压等有一定的辅助作用。

注意事项：不宜生吃、空腹吃，脾胃虚寒者慎食。

（9）南瓜。

中医功效：补中益气，健脾护胃，解毒杀虫，止渴。

食疗作用：对于改善脾胃虚弱、中气不足、气短倦怠、腹泻、蛔虫病等有一定的积极作用。

注意事项：体质偏热者、胃热炽盛者、腹胀者慎食。不宜与羊肉、菠菜、红薯、红枣同食。

（10）辣椒。

中医功效：温中下气，散寒除湿，解郁除痰，消食，止泻，杀虫解毒。

食疗作用：对于缓解胃寒疼痛、呃逆、腹胀、泄泻、食欲不振，预防胆结石，降血糖，防止冻疮，减肥有一定的积极作用，但应该适量食用。

注意事项：体质偏热者、素有胃肠病者、肾炎者、甲亢者、结核病者、高血压者、热性病者、口腔溃疡者慎食。

（11）冬瓜。

中医功效：润肺生津，化痰止咳，利水消肿，清热解毒。

食疗作用：对于津亏口渴、痰热咳嗽、小便不利、水肿等有一定的积极作用。

注意事项：体质偏寒者、脾胃虚弱者、泄泻者、寒性痛经者慎用。不宜与醋、鲫鱼、红小豆同食。

（12）黄瓜。

中医功效：清热生津止渴，消肿止痛，利小便。

食疗作用：对于缓解津亏口渴、咽喉肿痛、湿热黄疸、便秘、小便不利等有一定的辅助作用。

注意事项：脾胃虚寒者、胃炎者、腹痛腹泻者慎食。

（13）苦瓜。

中医功效：清热，解毒，明目，消暑，生津止渴。

食疗作用：对于中暑、暑热烦渴、肝热目赤、眼睛肿痛、烧烫伤、小便不利等有一定的积极作用。

注意事项：脾胃虚寒者、寒性体质者、腹泻者、孕妇慎食。

（14）土豆。

中医功效：健脾和胃，益气，除湿，通便，缓急止痛，活血消肿。

食疗作用：对于改善脾胃虚弱、消化不良、湿疹、胃火牙痛、食欲不振、便秘、高血压、关节疼痛、腹痛、高脂血症等有一定的辅助作用。

注意事项：颜色发青及发芽的土豆禁食，不宜与香蕉、柿子、牛肉、鸡蛋同食。

（15）山药。

中医功效：健脾益胃，益肺补肾，清热解毒，强筋骨，延年益寿。

食疗作用：对于缓解脾胃虚弱、身软乏力、食欲不振、脾虚泄泻、肺气亏虚、咳嗽、肾气不足、腰膝酸软、遗精早泄、尿频等有一定的辅助作用。

注意事项：便秘者、体质偏热者、糖尿病者、前列腺癌者不宜食用。

（16）平菇。

中医功效：健脾开胃，理气祛痰，益气延年。

食疗作用：对于改善精神欠佳、食欲不振、痰凝、呕吐、便秘等有一定的辅助作用。

注意事项：腹泻者慎食。不宜与驴肉同食。

（17）香菇。

中医功效：益气养血，理气化痰，健脾和胃，祛湿，补肝益肾，安神，美容。

食疗作用：对于改善食欲不振、贫血、免疫力弱、咳嗽咯痰、脾胃不和、肝肾亏虚、小便失禁、睡眠差、便秘、疮疡等有一定的辅助作用。

注意事项：不宜与驴肉、河蟹、维生素D同食，脾胃虚寒者、皮肤瘙痒者慎食。

（18）竹笋。

中医功效：滋阴清热，润肠通便，止咳化痰，止渴除烦，益气和胃，利尿，明目，凉血解毒，健胃消食。

食疗作用：对于缓解阴虚发热、便秘、咳嗽咯痰、口干咽燥、身软乏力、消化不良、食欲不振、小便不利、浮肿、消渴烦热等有一定的辅助作用。

注意事项：不宜与红糖、墨鱼、羊肉同食，素有胃病者宜少食。

（19）空心菜。

中医功效：清热利湿，凉血止血，健脾，解毒，通便，利尿。

食疗作用：对于缓解水肿、便秘、脾胃虚弱、小便不利、鼻衄、痈肿、咳血等有一定的作用。对于高脂血症者、糖尿病者有益处。

注意事项：寒性痛经者、素体偏寒者少食。

（20）藕。

中医功效：清热，生津止渴，凉血散瘀，滋阴养血，强筋壮骨，补脾和胃，止泻。

食疗作用：对于缓解热病烦渴、衄血、津亏口渴、贫血、睡眠差、小便不利、阴虚、咳嗽、脾虚泄泻等有一定的辅助作用。

注意事项：寒性体质者、腹泻者不宜生吃。

（21）木耳。

中医功效：益气养血，润肺止咳，凉血止血。

食疗作用：对于改善气血不足、咳嗽、崩漏、尿血等有一定的辅助作用。对于改善高血糖、高脂血症、动脉粥样硬化，预防血栓和贫血有一定的益处。

注意事项：木耳不能久泡，鲜木耳及没有煮熟的木耳禁食，孕妇少食。

5. 纯热能食物

这类食物包括动植物油、淀粉、食用糖和酒类，主要为人体提供能量，植物油还可提供维生素E和必需脂肪酸，其他营养素的含量极少。

纯热能食物可改善身软乏力，促进肠道润滑，从而预防便秘，防治低血糖。

（四）适合慢性胃炎患者的食疗药膳方

1. 脾胃虚弱者

（1）胡萝卜山药炒肉。

原料及方法：胡萝卜200g，山药200g，猪肉100克，植物油25克，调味料少许。将胡萝卜、山药和猪肉切成片状，锅内加植物油烧热，下葱、姜丝炝锅，加肉、盐炒，然后加胡萝卜和山药炒，最后加味精翻炒即成。

食疗功效：健脾益胃。

（2）大枣香菇汤。

原料及方法：大枣15个，香菇15个，调味料少许。先将香菇、大枣洗净，再将香菇、大枣、食盐、味精、料酒、姜片、熟花生油一起放入蒸碗内，加适量清水，盖严，上笼蒸30～60分钟，出笼即成。早晚2次，温热服食。

食疗功效：健脾益胃。

（3）鹌鹑汤。

原料及方法：鹌鹑1只，党参15克，淮山药30克。鹌鹑、党参、淮山药洗净后同放锅内，加清水800毫升，煮至鹌鹑熟即可。每日一次，温热服食。

食疗功效：健脾益气和胃。

（4）益气粥。

原料及方法：薏苡仁50克，糯米100克，红枣7个，莲子20克，冰糖20克，加水100克煮成粥，与补血粥同食或交替食用。早晚2次，温热服食。

食疗功效：补中益气，健脾开胃。

（5）四君子汤。

原料及方法：党参10克，白术5克，甘草3克，茯苓10克。大火煮开，小火慢熬15分钟，水适量，代茶饮。

食疗功效：健脾益胃驱寒。

（6）健脾八宝汤。

原料及方法：芡实20克，茯苓30克，山药30克，莲子30克，薏苡仁30克，白扁豆20克，枸杞子15克，赤小豆10g。洗净煮汤，熟后喝汤。

食疗功效：健脾益气和胃。

2. 脾胃虚寒者

（1）参芪干姜粳米粥。

原料及方法：党参5克，黄芪10克，干姜5克，粳米100克，鸡蛋1个，食盐适量。党参、黄芪、干姜洗净用水泡透，拿干净纱布包好，与粳米一起加清水用大火煮沸，改中小火煮20分钟后取出药袋，然后再煮成粥，加入鸡蛋，放盐调味即可。

食疗功效：补脾暖胃，温中止痛。

（2）丁香姜糖。

原料及方法：白砂糖50克，生姜末30克，丁香粉5克，香油适量。白砂糖加少许水，放入砂锅，文火熬化，加生姜末、丁香粉调匀，继续熬至挑起不粘手为度。另备一大搪瓷盆，涂以香油，将熬的糖倒入摊平。稍冷后趁软切作块。

食疗功效：温中降逆，益气健脾和胃。

（3）胡萝卜烧羊肉。

原料及方法：羊肉500克，胡萝卜200克，橘皮5克，植物油、生姜、料酒、黄酒、食盐、酱油适量。羊肉、胡萝卜洗净切块。起锅（不放油），将胡萝卜先炒至半熟，盛起备用。起油锅，放植物油3匙，用旺火烧热油后，放入生姜5片，随即倒入羊肉，翻炒5分钟，加料酒，炒出香味后，加盐、酱油、清水少量。再焖烧10分钟，倒入砂锅内，放入胡萝卜、橘皮，加适量清水，用旺火烧开，加黄酒后改用文火炖约2小时，至羊肉酥烂透香时离火。

食疗功效：温胃补虚。

（4）温胃鲫鱼羹。

原料及方法：鲫鱼1条（约250克），生姜20克，陈皮5克，胡椒3克，料酒、食盐适量。鲫鱼开肚去鳞洗净，生姜切片，胡椒捣碎，陈皮泡软。起热油锅煎鱼至皮焦黄，放入料酒、生姜、陈皮、胡椒，加清水适量，煮开后中火煨约10分钟，最后加食盐少许调味。

食疗功效：温中散寒健脾。

（5）香桂鸭。

原料及方法：丁香5克，肉桂5克，草豆蔻5克，鸭子1只（约1000克），生姜7克，香葱25克，冰糖10克，料酒、食盐适量，麻油少许。锅内放入丁香、肉桂、草豆蔻，加入清水3500毫升，煮开后用文火熬30分钟，滤出汁。将药汁倒入砂锅，放入洗净的鸭子，加葱、姜，用中火煮至七成熟，捞出晾凉。在锅中放汤汁，将鸭子放入汤汁煮熟，捞出，汤汁中加冰糖10克及少许盐，再放入鸭子，用文火边滚边浇汁，待鸭皮色红亮时捞出，抹麻油即成，鸭子切块装盘。

食疗功效：理气温中止痛。

3. 胃阴不足者

（1）百合芍药瘦肉汤。

原料及方法：瘦猪肉150克，白芍15克，干百合15克，红枣4个，生姜3片。瘦猪肉切块，原料洗净。把全部用料一齐放入锅内，加清水适量，大火煮开后，改文火煮约1小时，调味即可。

食疗功效：养阴益胃止痛。

（2）玉竹麦冬粳米粥。

原料及方法：玉竹15克，麦冬15克，粳米100克，猪骨汤500毫升，陈皮3克，生姜3片，食盐适量。原料洗净煎汤，去渣取汁备用。将粳米淘洗干净，加猪骨汤、陈皮、生姜及清水适量煮粥，待粥快好时，加入玉竹、麦冬汁及适量食盐，调匀稍煮即可。

食疗功效：补中养阴和胃。

（3）太子参山药鸭肉汤。

原料及方法：鸭肉100克，太子参20克，干山药15克，生姜3片，料酒少许，食盐适量。将鸭肉去肥油，洗净切块，太子参、干山药、生姜洗净。把全部用料一齐放入炖盅内，加清水适量，文火隔水炖1～2小时，最后以食盐调味即成。

食疗功效：益气健脾养阴。

（4）木耳炒肉丝。

原料及方法：黑木耳10克，银耳10克，西红柿1个，蒜苗30克，瘦猪肉30克，酱油、料酒、食盐适量。黑木耳、银耳洗净、泡开、滤干后切好备用。猪肉切丝用盐、酱油、料酒腌制。蒜苗切成小段，西红柿切成小块。起热油锅，放一些腌制好的肉丝爆炒，肉丝颜色改变后加蒜苗再炒，然后放西红柿炒一会，再放黑木耳和银耳，炒熟后调味即可。

食疗功效：滋阴健脾和胃。

4. 食滞脾胃者

（1）神曲麦芽粳米粥。

原料及方法：神曲15克，麦芽15克，粳米100克。神曲捣碎，与麦芽一起加清水煎煮20分钟，去渣取汁，放入粳米，再加水适量，煮成粥即可。

食疗功效：健脾消食。

（2）莱菔内金山药粥。

原料及方法：莱菔子10克，鸡内金5克，鲜山药150克，鸡蛋1个，食盐适量。山药洗净切块捣泥。莱菔子与鸡内金先加水煎煮20分钟，去渣，再加入山药煮沸成粥，放入鸡蛋，用食盐调味即可。

食疗功效：健脾消食。

（3）黄芪山药莲粳粥。

原料及方法：黄芪20克，干山药50克，莲子（去心）30克，粳米100克。黄芪、山药洗净放入砂锅中加水煎煮30分钟，去渣取汁。锅内放入药汁，加入粳米、莲子，用文火煮粥。

食疗功效：健脾益胃消食。

（4）胡萝卜山楂汤。

原料及方法：鲜胡萝卜2个（约70克），炒山楂15克，瘦猪肉30克，胡椒少许，油、食盐适量。胡萝卜洗净切片，猪肉洗净切片。山楂洗净后放入锅中加水煎开煮20分钟，去渣取汁。锅内放油少许，锅热后倒入山楂汁、胡萝卜，加水适量，煮至胡萝卜熟烂，再放猪肉、胡椒煮3分钟，加盐调味。

食疗功效：顺气化积消食。

（5）山药内金粥。

原料及方法：鲜山药30克，鸡内金5克，粳米70克，瘦猪肉30克，生姜2片，食盐适量。鸡内金用文火炒至黄褐色，研为细末，猪肉剁碎，放入鸡内金末、生姜、盐，拌好备用。山药切块与粳米放入锅内，加水700毫升左右，大火煮开，改文火煮至粥将成时，放入猪肉、鸡内金，再煮3～5分钟，最后放盐调味即成。

食疗功效：健脾消食。

5. 肝胃气滞者

（1）佛手生姜猪肚汤。

原料及方法：猪肚1个（约500克），干佛手15克，生姜4片，料酒少许，食盐适量。将猪肚去肥油，漂洗干净，再用开水汆去腥味。佛手、生姜、猪肚一齐放入锅内，加适量清水，武火煮沸后倒入料酒，改文火煮1～2小时，最后加食盐调味即成。

食疗功效：疏肝理气，和胃止痛。

（2）麦芽青皮鸡蛋羹。

原料及方法：生麦芽30克，青皮5克，鸡蛋1个，湿淀粉、食盐适量。将生麦芽、青皮洗净，一同加适量清水煮沸后去渣取汤。煮开汤汁，打入鸡蛋，加入湿淀粉勾芡成羹，最后放食盐调味即可。

食疗功效：疏肝和胃，理气止痛。

（3）佛手郁金粥。

原料及方法：佛手15克，郁金12克，粳米60克，鸡蛋 1 个，生姜、食盐适量。将佛手、郁金、粳米、生姜洗净一起放入锅内，加清水适量，大火煮沸后，用文火煮成粥，最后打入鸡蛋，放盐调味即可。

食疗功效：疏肝解郁和胃。

（4）柚皮瘦肉粥。

原料及方法：鲜柚皮半个，瘦猪肉50克，粳米60克，香葱、食盐适量。将柚皮的内皮削去洗净，清水浸泡1日，切块。瘦猪肉剁碎，香葱切碎。砂锅内加水煮沸后下粳米，用文火煮粥，成粥后加柚皮、瘦猪肉煮3～5分钟，再入葱、盐调味即可。

食疗功效：疏肝理气，健脾开胃。

6. 湿困脾胃者

（1）薏苡仁粥。

原料及方法：炒薏苡仁60克，黄芪15克，白术10克，粳米30克。将薏苡仁、粳米、黄芪、白术洗净，以温水泡透。把全部用料一齐放入砂锅内，加适量清水，用中火煮开，改文火煮成粥即可。食时可加入食盐或白糖调味。

食疗功效：健脾祛湿。

（2）芡实薏苡仁粥。

原料及方法：芡实25克，炒薏苡仁50克，白术10克，粳米20克。将薏苡仁、芡实、粳米、白术洗净，以温水泡透。把全部用料一齐放入砂锅内，加适量清水，用中火煮开，文火煮成粥即可。食时可加入食盐或白糖调味。

食疗功效：渗湿健脾止泻。

【参考文献】

[1]张雨珊.慢性胃炎患者饮食干预研究[D].北京：北京中医药大学，2018.

[2]刘瑞霞.慢性胃炎的辨证食疗[J].中国民间疗法，2004，12（4）：27.